スウェーデンのすべての歯科医師・歯科衛生士が学ぶ
トータルペリオドントロジー

ビョルン・クリンゲ／アンダース・グスタフソン 著　　西 真紀子 訳

目次

序文 7

1. イントロダクション 8
 歴史 10

2. 歯周組織の構造 12
 歯肉 12
 口腔歯肉上皮 13
 歯肉溝上皮 15
 接合上皮 15
 歯肉結合組織 15
  結合組織中の細胞 15
  線維芽細胞 16
 歯根膜 16
 セメント質 17
 顎骨 18
  骨芽細胞 18
  破骨細胞 18

3. 歯周病の疫学と分類 19
 疫学 19
 分類 20
 歯肉炎 20
 歯周炎 20
 慢性歯周炎 21
 侵襲性歯周炎 21
 その他の歯周病の病態 22
 壊死性歯周疾患 22
 歯周膿瘍 22

4. 炎症と免疫 － 概要 24
 防御反応 24

 炎症 24
 炎症細胞 26
  白血球 26
  単球 27
  ランゲルハンス細胞 27
 補体系 28
 免疫系 28
  抗原 28
  抗体 29
  免疫グロブリン 30
 免疫反応 30

5. 歯周病の病因と病原 31
 歯周組織の炎症 31
  健康な歯肉(開始期病変) 31
  軽度歯肉炎(早期病変) 32
  重度歯肉炎(確立期病変) 33
  歯周炎(発展期病変) 33
 歯周炎の原因 35
 リスク 36
  リスクファクター 36
  喫煙の病原性のメカニズム 37
  一般的なリスクファクター 39
  局所的リスクファクター 41
 歯周炎は遺伝性疾患である 41
 歯周組織のリスク評価 42
 リスク管理 43
 発症 － どのようにして組織破壊が起こるのか? 43
  組織破壊のメカニズム 44

6. 歯周炎の微生物学 47
 口腔微生物学 － 基本的知識 50

細菌	50
初期のコロニー化	51
新生児は口腔内に細菌を持つ	51
歯肉縁上プラーク	52
歯肉縁下プラーク	53
非特異的プラーク仮説	55
特異的プラーク仮説	55
生態学的プラーク仮説	56
微生物学的検査と診断	58
培養	58
顕微鏡を用いた検査	58
ELISA	58
分子生物学とバイオインフォマティクス	58

7. 歯周炎と全身疾患 …… 59
歯周炎と心血管疾患	60
関連性についての説明	61
心血管疾患と歯周治療	64
患者への情報	64
歯周炎と糖尿病	65
歯周病治療と糖尿病	66
歯周炎と早産	67
歯周炎と関係があり得る他の疾患や状態	67
肥満／過体重	67
腎不全	67
骨粗鬆症	68
リウマチ	68

8. 臨床記録と診断 …… 69
プラークインデックス	69
ジンジバルインデックス	70
歯石	71
ブリーディングインデックス	71
歯周ポケット内の膿	72
ポケット深さ	73

臨床的アタッチメントレベル	76
歯の動揺	77
顎骨の変化	78
骨欠損	79
骨クレーター	79
根分岐部病変	80
診断	81

9. 歯周病の予防と治療 …… 82
予防と歯肉炎治療	82
機械的な口腔衛生処置方法	83
化学的プラークコントロール	84
歯根へのインスツルメンテーション	85
デプュレーション、歯肉縁下デプュレーション（デブライドメントとスケーリング）	88
掻爬	88
スケーリング	88
ルートプレーニング	88
非外科的治療	88
外科的治療	90
歯肉切除術	90
フラップ手術	90
サポーティブセラピー	92

10. 歯周組織再生 …… 93
新しい結合組織性付着	93
再付着	93
治癒の臨床的評価	94
プロービング	94
X線写真	94
リエントリー	94
組織学的な評価	94
標準的治療をした後の組織学的検査	95
歯根面の治療	96
機械的クリーニング	96

成長因子	96
適切な細胞が必要	96
歯肉弁歯冠側移動術	96
歯周組織再生誘導法	97
エナメルマトリックスタンパク質	98

11. 口臭症 － 不快と感じる呼気　99

周囲の反応	99
仮性口臭症	99
口臭恐怖症	99
口臭症の原因	100
検査と診断	100
官能的測定法による口臭の評価	101
治療	101

12. エビデンスに基づいたペリオドントロジー　102

質を評価するシステマティック・レビュー	102
エビデンス － 古くからある概念	103
科学的エビデンスの価値	103
慢性歯周炎の治療	104
非外科的治療と外科的治療	104
臨床疑問	105
骨移植治療	105
歯周組織再生	106
局所的薬物治療	107
全身的抗菌薬治療	107
エビデンスに基づいたペリオドントロジー － ある臨床例	109

13. 歯周炎とインプラント周囲炎の治療についてのナショナルガイドライン　110

勧告の3つのタイプ	110
歯周炎とインプラント周囲炎の処置	110
勧告	111

14. リスクのある患者への予防的抗菌薬投与　112

耐性	112
副作用	112
コンプライアンス	112
予防的抗菌薬投与	113
心内膜炎	113
歯科医療における予防的抗菌薬投与の適応症	114

15. インプラント　118

インプラント処置	119
術前検査	119
術前投薬と局所麻酔	120
フィクスチャーの埋入	120
アバットメントの取り付け	120
1回法	121
定義（インプラントの埋入）	121
定義（インプラントの荷重／補綴の構築）	121
インプラント治療前後の情報提供とケア	122
口腔衛生	122
インプラント周囲炎 － 議論のある分野	123
インプラント周囲粘膜炎	124
インプラント周囲粘膜炎の治療	124
インプラント周囲炎	125
歯周炎との関係	126
インプラント周囲炎の臨床的変化	126
インプラント周囲炎の治療	127

参考文献　128

表紙イラスト解説　歯周炎と様々な重要疾患の間には関連性がある。炎症が生じている歯肉からは炎症性物質（サイトカイン）が放出され、この物質は細菌と共に血流に乗って全身に広がる。インプラント周囲炎（右側）はインプラントに生じる歯周炎のようなものである。歯周炎とインプラント周囲炎は、とても似ているが、相違点もある。

序文

　歯周病は、ヒトに最も罹患している感染症である。この疾患群には、歯肉の炎症（歯肉炎）から、より進行して組織破壊を起こす歯周の病気（歯周炎）にわたるすべてが含まれる。これらの疾患は、はじめに病原菌が原因となり、疾患の重症度は、細菌と組織の防御反応（炎症）のバランス、またはアンバランスに依存する。歯が動揺したり喪失したりすることが、この疾患が進行した場合の末期徴候である。

　「歯周炎 − 入門編」（原題）は、歯学部学生や専門家がペリオドントロジーの知識を更新するための助けになることを目的としている。タイトルが示すように、この本は入門書としての役目を果たすことにのみ焦点を当てる。この組織破壊を引き起こす疾患プロセスがどう始まり、どう進行するのか、そしてどう予防し、どう治療するのかについて、簡潔に説明することを意図している。

　予防処置と良好な口腔衛生状態は、ペリオドントロジーにとってまさに中心的なコンセプトだ。本書のこれに関する章を、我々は敢えて制限したが、代わりにこの重要な分野を詳述している他の文献を紹介する。また、情報技術やコミュニケーション技術も論じていないが、他の文献を紹介する。動機付けインタビュー（MI）などの効果的なコミュニケーション技術を獲得することは、治療中や治療後に必要事項や期待事項を患者に理解してもらうのに重要であろう。

　この第6版では内容を更新し、取り扱う範囲を広げた。インプラント治療がより広く行なわれるようになったことにより、インプラント周囲の組織反応も増加していることが多く示されている。よって、インプラント周囲粘膜炎とインプラント周囲炎についての章は書き換え、分量を増やした。この分野は急速に進歩しているので、特に、特定の抗菌薬の推奨やナショナルガイドラインの部分では、読者ご自身でインターネットにより情報を更新されると想定している。有名な医学イラストレーターであるAnnika Röhl 氏が、とてもわかりやすい概略図をこの本のために提供してくれたことに対して、我々は感謝し、また誇りに感じている。Jörgen Jönsson 氏とAnnika Röhl 氏がイラストに対して多大な貢献をしてくれたことに心から感謝申し上げたい。なお、本文中で言及している製品名は登録されている商標である。

2016年3月
Falsterbo と Nackaにて
Björn Klinge　Anders Gustafsson

※本書は原著「Parodontit − en introduktion」（初版2000年）の第6版（2016年刊行）の翻訳です。

I イントロダクション

　歯周炎（歯が動揺すること）は、組織破壊を引き起こす炎症反応で、歯の付着（付着器官）が完全に、または部分的に破壊される。

　炎症反応とは、歯肉縁やより深い歯周ポケットの中に存在する細菌によって引き起こされる、感染の刺激に対する身体の防御である。歯周炎の治療目的は、感染をコントロールすることによって疾患の進行を止め、組織がそれ以上失われないよう予防することである。すでに失われてしまった組織部分が、特別な治療なしで戻ることはほとんどない。しかしながら、歯はその支持組織の多くが失われても、無事なことが多い。動揺していた歯も治療後に治まることがある。歯周治療の成功は、常に、患者自身による良好な口腔衛生の維持と歯科医療チームによるケアの二人三脚の結果で決まる。

　深くなった歯周ポケット内では、バイオフィルム内の細菌が増殖することによって感染が広がる。バイオフィルムは、基質に棲む微生物によって構成されている。近年、研究者らはバイオフィルムがある構造を形成していることを示した。その構造では、バイオフィルムの奥まで届くチャンネルが張り巡らされている。これにより、原始的な循環システムが成り立っている。細菌の多くは、バイオフィルムを組織づくると、代謝を減少させるなどして、その性質を変える。

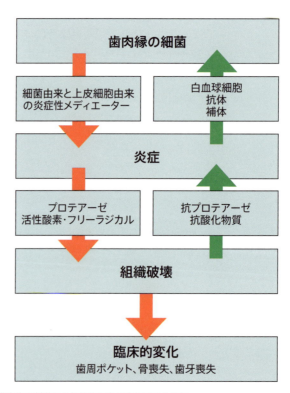

図1：1　発端となる微生物の刺激から最終的な歯牙喪失までの進行。
緑色の矢印は、反対に進むことがあることを示す。歯周炎の進行においても修復と治癒の期間がある。

口腔バイオフィルムに棲む細菌は、身体の防御反応、抗菌薬、その他の化学物質、例えば、洗口剤などに対して非常に抵抗性が強い。よって、歯面や歯肉上の細菌数を減らすために最も効果的な方法は、機械的にバイオフィルムを破壊すること、いわゆる機械的感染コントロールである。

　治療の成功を示す徴候の1つは、歯周ポケット深さが減少することである。ポケット深さが減少する主な理由は、感染由来の刺激が減少、または消失することにより、炎症組織が治癒するためである。そうして治療が成功すると、歯周ポケット深さが減少し、プロービング時の出血が減少、または消失し、臨床的アタッチメントレベルが変わらないか向上する。X線上で認められる骨密度が増加することもある。

　今日、歯肉炎（歯肉の炎症）は、歯周炎（歯が動揺すること）が生じる場合の最初の臨床的変化であるということがコンセンサスとなっている。これは、すべての歯肉炎が歯周炎へと進行するという意味ではなく、歯周炎が存在するのなら、ほとんどすべての場合、それは歯肉炎から始まっていたという意味である。

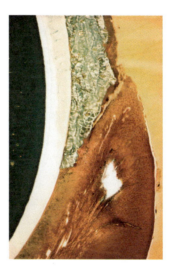

図1：2　歯、周囲の歯肉、細菌性プラーク、歯石の組織切片（研磨切片）。

　細菌性プラークが歯肉ラインの上（歯肉縁上）に存在する場合、それらを取り除くか、少なくとも減らすことは可能である。それは歯ブラシ、デンタルフロス、デンタルスティックなどのような単純な機械的除去によって、またはクロルヘキシジン、エッセンシャルオイル、その他の生物活性成分のような化学的手段との組み合わせによって実現できる。

　細菌性プラークが歯肉ラインより下（歯肉縁下）に侵入すると、個人で清掃することは不可能で、歯科医療チームによるプロフェッショナルケアが必要になる。

歯周炎と糖尿病や心血管疾患のようないくつかの重要な全身疾患の間には、明らかで、かつ強い関連性がある。しかし、直接的な因果関係があるのかは、まだ確証できていない。それには、とりわけ歯周炎への治療により、関連全身疾患が緩和または消失することを示す介入研究が必要である。世界中で、口腔感染症と全身の健康の関係をはっきりと解明するための徹底的な研究が、現在進行中である。これは、歯学と他の医学分野の境界領域について重要な発展や刷新をもたらし、口腔が全身の一部であるという認識を深めるだろう。

歴史

歯周 parodontium という言葉は、「歯の周り」という意味である。歯周炎とは、歯を支持する組織を侵す疾患群を指す。これらの疾患は人類の歴史と共に生じたと考えられる。歯の支持組織に罹患する疾患について、古代中国文明と古代エジプト文明の文書にその描写が残っている。

医学の父、ヒポクラテス（BC460-370）は、総合的な医学文書を著したが、それには様々な歯周病についての記述もある。

考古学資料では、歯石や明らかな歯槽骨喪失が、遺骨の残存歯周囲に認められる。

骨吸収や喪失歯を伴う歯周炎は、野生動物にも飼育動物にも生じ得る。

フランス人歯科医師である Pierre Fauchard（1678-1761）は、近代歯学の父と称せられ、1728年、最初に歯周病とその治療法について著した者の1人である。彼は特別な器具を使って、歯面から歯石をどのように除去すべきかについて述べた。Fauchard はまた、今日でも通じる重要な倫理的原理を確立した。彼は、秘密にされている手法は開示して詳細を表し、結果は他者によって評価・利用されるべきであるという信念を持っていた。

1889年には、アメリカ人の W. D. Miller が、細菌と歯周病進行の間に関連性があると述べた。

1940年には、「歯周症 parodontos（英語でperiodontosis）」という用語が若年者の歯周の変化を表すために導入された。当時、歯周症のコンセプトでは、この疾患は非炎症性であると信じられていた。

1950年頃、ノルウェー人の Jens Waerhaug が率いるスカンジナビアの研究者たちが、歯周病の疾患メカニズムを、より科学的手法で解明した。彼らの手法の根底には、細菌性プラーク（デンタルプラーク）が歯周炎を引き起こすという考え方があった。歯面上のプラーク形成を予防すれば、歯周病は避けられるだろうという考え方である。

1965年、ノルウェー人の Harald Löe とデンマーク人の Else Theilade と彼らの同僚たちは、デンマークのオーフス大学歯学部にて、細菌性プラークの蓄積が歯肉炎（歯肉の炎症）を引き起こすことを示す最初の実験研究を行なった。プラークを除去すると、歯肉炎は治癒し、歯肉は臨床的に完全に健康な状態へ戻った。

ほぼ時期を同じくして、スウェーデンでは、マルメ大学歯学部ペリオドントロジー講座で Hilding Björn 教授と彼の弟子たち、後の Jan Carlsson 教授（口腔微生物学）、Jan Egelberg 教授、Jan Lindhe 教授、Rolf Attström 教授（すべて歯周病学）が、輝かしい伝統を構築した。

同じ頃（1965年）、イエテボリの Per-Ingvar Brånemark 教授が、「ブローネマルク法」と名付けられた手法を使って、骨にチタン製インプラントを結合（オッセオインテグレーション）させる方法で最初の患者を治療した。Brånemark によって開発された丁寧な組織の扱い方の原則は、より多くのインプラントが登場している今でも通用する。

2 歯周組織の構造

歯周組織、つまり、歯の付着器官は、歯を取り囲みながら支持している組織から成る。それらには、歯肉、歯根膜、歯槽骨、セメント質がある。

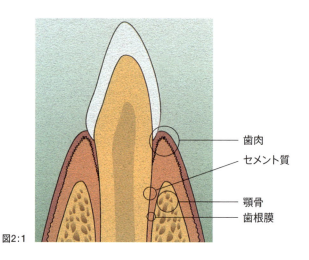

図2：1

歯肉

歯肉はピンク色を呈し、表面にはオレンジの皮のように小さな粒々が認められることが多い。これをスティップリングと呼ぶ。以前は、スティップリングがない表面は疾患の初期変化の徴候であるとみなされることがあった。

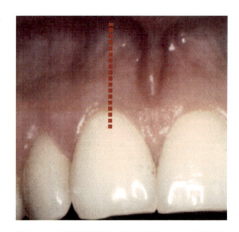

図2：2　上顎切歯部位の臨床写真で、赤の点線は図2：3で図示する面を示す。

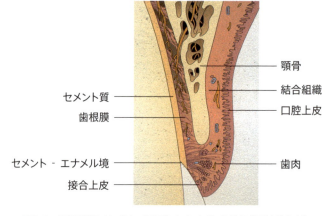

図2：3　歯周組織には、歯肉、歯根膜、セメント質、歯槽骨（顎骨）が含まれる。接合上皮が歯と歯肉を付着している。

現在では、スティップリングがない歯肉でも健康であるとみなされる。なぜなら、健康的なスティップリングのある歯肉と組織切片の写真は、非常に似ているからである。

歯肉の根尖側の境は、歯槽粘膜と繋がる歯肉歯槽粘膜境である。歯槽粘膜は通常、濃い赤色をしている。粘膜の角化度（角化上皮）によって、歯肉への移行は明確であったり、なかったりする。

歯肉は、遊離歯肉と付着歯肉に分けられる。

遊離歯肉

遊離歯肉（歯肉縁）は、通常、約1.5mmの幅で歯を覆っている。

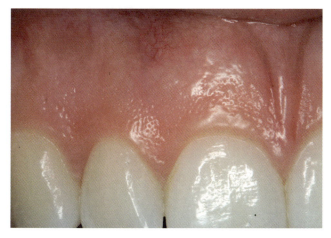

図2：4　健康な歯肉は薄ピンク色をしていて歯にぴったりと密接している。歯肉乳頭は歯間部を埋め、歯肉表面にはスティップリング（小さな粒々）が認めれらることが多い。

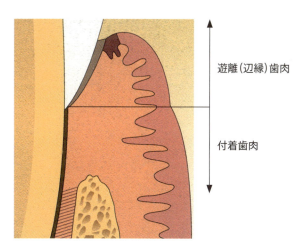

図2：5　歯肉は遊離部位と付着部位に分けられる。

付着歯肉

硬い角化歯肉は、結合組織線維によって歯根膜（歯の周りの膜）にしっかりと付着している。付着歯肉の幅には個人差があり、同じ個人でも歯によって違う。歯周の健康状態によって、付着歯肉の幅はゼロになることがある。

通常、粘膜には色素（メラニン）が存在し、有色人種により多い。

口腔歯肉上皮

歯肉上皮は、歯周組織の防御バリアのようなものである。下部組織は、歯肉上皮細胞によって守られている。上皮細胞層は継続的に代謝していて、上皮細胞の表層は口腔内へ剥離される。

遊離歯肉と付着歯肉は、角化重層扁平上皮で覆われている。この上皮は、4つの細胞層で構成されている。下部の結合組織に最も近い層は、基底層または基底細胞層と呼ばれる。この層で上皮細胞が形成される。上皮細胞は、この層では立方体をしており、基底膜を介して結合組織と接している。この細胞が表面へ向かって移動すると、形状が変化しより尖った形になる。2番目の細胞層の名前は、ここから由来し、有棘層と呼ばれる。3番目の層は顆粒層と呼ばれ、細胞内に様々な粒状の構造物（顆粒）が存在している。最外層は、角質層と呼ばれ角化している。基底層の細胞が表面に向かって移動して角化するまで、平均して約10-30日かかると推定されている。この期間のことを上皮細胞のターンオーバー（turn over）という。

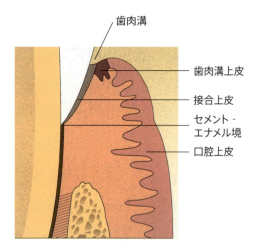

図2：6　健康な歯肉上皮は、歯肉溝上皮、接合上皮、口腔上皮に分けられる。

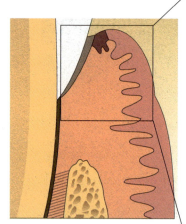

図2：7　生検で採取した組織標本を図式化したもの。

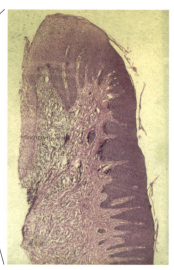

図2：8　臨床的に完全に健康な歯肉の顕微鏡切片。

　基底層では色素細胞、つまり、メラノサイトも認められる。これにより歯肉が暗い色に見えることがある。

　その他の細胞種では、ランゲルハンス細胞が粘膜に存在している。ランゲルハンス細胞は、歯肉縁で細菌に対する宿主側の免疫反応にとって重要であると考えられている。

　歯肉上皮は、結合組織との境界を形成する基底膜上に存在する。基底膜を通して上皮細胞へ、または上皮細胞から栄養素や神経伝達物質が交通している。最近になって、結合組織からのシグナルが、直接、上皮の成熟と発展に影響していることが示された。粘膜の傷の治癒は、おそらく、結合組織による調整が主だろう。

歯肉溝上皮

歯肉溝上皮は、歯肉上皮から延長して、歯肉の溝（歯肉溝）に対面している部分を指す。この上皮は角化していない。歯肉溝上皮が角化されていないので、病原性のある微生物からの攻撃に対して、この上皮の感受性が、より高くなっているのだろう。

接合上皮

接合上皮は、歯牙硬組織と辺縁歯肉の間の付着を構成するものである。より詳細には、基底層といわゆるヘミデスモソームで上皮付着は成っている。

上皮付着とは、歯の石灰化した硬組織に特別な上皮細胞が付着する生物学的なメカニズムである。これは下部構造を保護している。

継続的な代謝のプロセスによって、生涯にわたって、常に上皮は接合し続けている。新しい細胞が基底層で形成され、表面へ移動し、剥離する。

全く健康な歯肉では、接合上皮は歯肉溝底から歯頸部の方へセメント-エナメル境まで延びている。接合上皮は、歯周ポケットの入り口部分が最も分厚く(20-30細胞層)、それから円錐状にテーパーがつき、セメント-エナメル境ではわずか数個の細胞層になる。

速いターンオーバー

接合上皮は、基本的には一種類の細胞から成る。この特別な上皮組織のターンオーバー速度は、非常に速い。基底層の細胞は、たった数日で表面まで移動して歯肉溝内へと剥離する。よって、歯肉溝には剥離された上皮細胞表面が存在し、役目を終えた上皮細胞が、そこから口腔内へ排出される。

臨床的には完全に健康的な歯肉でも、組織切片では白血球細胞が接合上皮を通過して、歯肉溝へ向かって出ていくのが分かる。

歯肉結合組織

上皮層の下にあるのが結合組織である。健康的な結合組織の場合、約2/3がコラーゲンで構成され線維束として存在している。結合組織の残りの1/3には、線維芽細胞、血液細胞を含む血管、神経、基質（糖タンパク質とプロテオグリカン）が存在する。結合組織線維の束は異なる方向に走行し、通常、線維束と呼ばれる。

結合組織中の細胞

歯周組織では、血管からの供給が豊富である。血管から結合組織を通って接合上皮へ白血球が常に移動している。血液細胞の数は炎症が起こると劇的に上昇するが、臨床的に健康な歯肉であっても、少数だが様々なタイプの血液細胞が血管外へ出る。

歯肉縁にある細菌性プラークにより、一連の反応が引き起こされる。つまり、細菌や細菌産生物を中和するために白血球を刺激する物質が分泌され、初期段階では、好中性顆粒球が血管から歯肉結合組織を通って接合上皮の中へ移動する。

　健康な歯肉の組織切片では、形質細胞、リンパ球、マクロファージが認められる。特に細菌性プラークの刺激に対して、これらの細胞のすべては、組織防御のために非常に重要であるとみなされている。

線維芽細胞
　歯周組織の結合組織中、最もよく認められる細胞は線維芽細胞である。線維芽細胞の役目は、結合組織、主にコラーゲンと基質を作り出すことである。歯肉と歯根膜では、機能の違う異なるタイプの線維芽細胞が存在するが、顕微鏡で認められる外観は似ている。

歯根膜

　ヒトや他の哺乳類では、歯は歯槽骨に直接付着しているわけではない。その代わり、特別な結合組織である歯根膜が、歯のセメント質層を周囲の歯槽骨に付着させている。歯槽骨とセメント質層の中に入り込む結合組織線維のことをシャーピー線維と呼ぶことがある。

　歯根膜は、セメント質と歯槽骨の間の空隙を埋めていて、その距離は0.15-0.4mmである。歯根膜の役目は歯を歯槽骨に固定させることと、歯に力が加わった時にクッションのような緩衝作用をすることである。

コラーゲン線維　　セメント質と歯槽骨に付着している強いコラーゲン線維束によって歯は固定されている。歯槽骨の境界層では骨を形成する細胞（骨芽細胞）が、歯の境界層では新しいセメント質を形成する細胞（セメント芽細胞）が存在している。

　歯根膜には血管やリンパ管も走行していて、栄養分の運搬や、組織代謝による老廃物の除去を担っている。神経線維と自由神経終末は、しばしば歯根膜中の血管に伴走している。

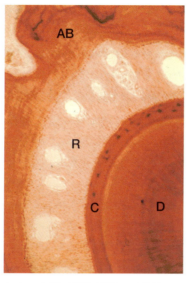 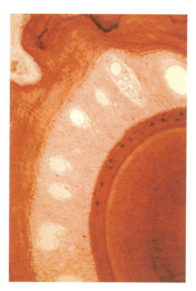

図2：9 歯、セメント質、歯根膜、顎骨を示す横断面。
D＝歯根象牙質　C＝セメント質　R＝歯根膜　AB＝歯槽骨、顎骨

　また、健康な歯根膜の中には、歯の形成時に由来する上皮細胞の残骸も含まれる。この上皮細胞の残骸をマラッセの上皮遺残と呼ぶ。理由は定かではないが、非常に稀に、この上皮遺残は増殖し、歯根膜中に嚢胞を形成する。

セメント質

　ヒトや他の哺乳類では、歯根象牙質はセメント質と呼ばれる石灰化組織の薄い層によって覆われている。セメント質の厚さは通常50-200μm（マイクロメートル、1μm＝0.001mm）で、生涯を通してセメント質が形成される。

セメント芽細胞

　セメント質を形成する細胞、つまり、セメント芽細胞は歯根膜中の線維芽細胞に由来すると考えられている。セメント質は、結合組織線維を介して歯が歯槽骨に固定されるのに役立つ。また、セメント質は上下顎の歯の咬合面の関係を安定して維持する助けにもなっている。咬合面は継続的に咬耗していくので、セメント質を生成することによって歯の長さを補っているのである。

　通常、セメント質は口腔内へ露出しておらず、歯肉や歯槽骨によって覆われている。しかし、歯肉退縮が起こるとセメント質は露出する。セメント質は比較的多孔性の組織で、細菌性プラーク由来の毒素（毒性のある物質）が入り込みやすい。

　歯肉退縮の有無に関わらず、疾患によってセメント質がむき出しになると、歯周病原生の微生物が象牙細管内で増殖できる。これによって、象牙細管は細菌の温床となるだろう。つまり、手用インスツルメントや超音波インスツルメントで機械的清掃をした後に、根面で再増殖することが可能になってしまう。

| 知覚過敏の問題

結合組織細胞は、露出セメント質や毒素に汚染されたセメント質に付着できない。歯周炎の治療では、しばしばセメント質を削ぎ落としてしまう。その下にある象牙質には、歯髄につながる細管（象牙細管）がある。よって、治療後に患者がわずかな知覚過敏を経験したり、もっと強い痛みを訴えたりするのだろう。ほとんどの場合、その症状は一過性だが、その知覚過敏に対して特別な処置を施すこともある。

顎骨

| 負荷への適応

顎骨の外側の部分は非常に密で、それゆえに緻密骨と呼ばれる。一方、内側の部分はより多孔性（海綿骨）で骨髄を含む。顎骨の構造と機能は、そこに歯が存在しているかどうかによって異なる。骨端はセメント-エナメル境の形に沿って走行し、2–3mm根尖側に位置する。骨組織にかかっている負荷に最適に対応するため、また骨組織への過荷重や擦れによって生じる小さな微小骨折を修復するために、顎骨は常にリモデリングしている。

骨組織中の細胞には*骨芽細胞*（骨を形成する細胞）、*骨細胞*、*破骨細胞*（骨を壊す細胞）がある。

骨芽細胞

| 骨形成

骨芽細胞は骨を形成する細胞で、すべての骨の形成と代謝を司っている。骨芽細胞は、骨髄中にある間葉系幹細胞から派生し、分化と増殖の両方を含む一連のプロセスの結果、骨芽細胞になる。骨芽細胞は類骨を産出するが、これは主にコラーゲン線維、糖タンパク質、プロテオグリカンを含む。類骨は、組織中の無機塩が沈着することによって石灰化する。

類骨が石灰化する時、骨芽細胞の中には、新しく形成された骨の中に埋め込まれるものがある。この細胞を骨細胞と呼ぶ。骨組織内の骨細胞は、密なネットワークによりお互いに連絡している。骨代謝における骨細胞の役割については、明らかになっていない。

破骨細胞

| 骨吸収

骨吸収は、大きくて多核の細胞、破骨細胞による。破骨細胞は、血液に由来する単核細胞がいくつか融合して形成される。

骨形成と骨吸収は、お互いに関連して起こる事象である。リモデリングや修正の際には、骨組織の吸収が骨形成に先立って起こる。

骨組織で炎症反応が生じると、多くの場合、骨組織の喪失に繋がる。

3 歯周病の疫学と分類

疫学

全体像

> **有病率**＝その母集団内でのある疾患の存在で、％で示すことが多い。
>
> **発生率**＝1年当たりなど、時間単位毎の新しい症例数。

　すべての人の歯と歯肉上には細菌が存在している。また、ほとんどの人は局所的、または広範的に歯肉に炎症を起こしている（歯肉炎）。世界的には、成人の約11％に重度の歯周炎が生じている（有病率）。西ヨーロッパではその有病率は約9％である。高所得国と低中所得国の差はかなり小さい。

　いわゆる Jönköping スタディは、40年間 Jönköping 県の歯周組織の健康状態について調査したものである。この研究により、40年間で歯周組織の健康はかなり改善したことが示されている。とりわけ、歯肉炎と軽度から中等度の歯周炎が減少した。重度歯周炎も減少はしているが、同じ程度ではない。下図を参照されたい。

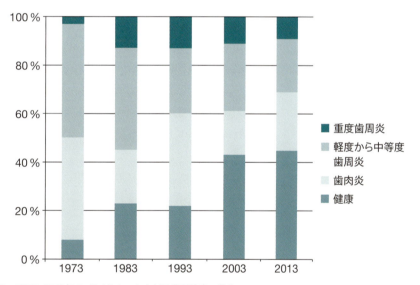

図3：1　1973-2013年の Jönköping における歯周健康の進歩。
「健康」はアタッチメントロスがなく、プロービング時の出血を伴う歯周ポケットが12以下であることを意味する。「歯肉炎」は12を超える出血ポケットがある。「軽度から中等度歯周炎」は、ほとんどの歯に歯槽骨喪失が認められるが、歯根長の1/3を超えない。「重度歯周炎」は歯根長の1/3を超える歯槽骨喪失がある。

分類

　現行の歯周病分類は1999年に導入された。これは1989年の前版を改変したものである。現行の分類では、歯周病を8つのグループに分けている（23ページの表を参照）。この分類は、個々の歯ではなく診断を受ける患者、つまり、個人に対して行なわれる。そして、分け方は各歯の臨床状態ではなく、歯周病の病因と病原に基づく。長所は、この分類により、患者の歯周病の判定について全体像が把握できることと、それによって予後評価がしやすくなることである。短所は、新しい研究により、この分類の変更が必要になるかもしれないことである。年月を経て、歯周病の分類には多くのシステムが登場してきた。それぞれのシステムに強みと弱みがある。現行システムがしばしば批判されるところは、慢性歯周炎と侵襲性歯周炎の違いが分かりにくいということである。分類の全体的な変更は、2017年に予定されている。

歯肉炎

　プラークによって引き起こされる歯肉炎は、歯周病の中で最もよくある形態である。歯肉炎に典型的に認められるような特定細菌はない。よって、微生物学的な診断は事実上価値がない。診断は歯肉縁の臨床変化に基づく。

腫脹
発赤
易出血

　歯肉炎によって、正常な歯肉は形状と色に変化をきたす。歯肉縁は腫脹し、より赤色または紫色になる。炎症によって血管に変化が生じ、歯周ポケット内の歯肉溝滲出液が増加する。歯肉溝滲出液の量は、炎症の程度に比例する。ブラッシングやポケットプロービングなどで歯肉に触れると簡単に出血するようになり、時には自然出血も生じる。

　歯肉炎の特徴は、歯肉縁に最も顕著に現れ、歯肉に限局されることである。アタッチメントや骨の喪失は起こらない。

可逆的

　歯肉炎は、骨レベルが下がっている歯に生じる場合もある。歯肉炎は可逆性であり、治療をすれば治癒する。

　ほとんどの歯肉炎は、細菌性プラークによって引き起こされるが、他の理由で生じることもある。細菌性プラークの次に多い原因は、妊娠期（妊娠性歯肉炎）や思春期などのホルモンの変化である。また、歯肉炎は細菌性プラークなしでも起こり、それらはたいてい皮膚病変やアレルギー反応に関係している。

歯周炎

　どの種類の歯周炎にも共通しているのは、組織破壊とアタッチメントロスを引き起こす歯周組織の炎症であるということである。

慢性歯周炎

ゆっくりとした進行

　慢性歯周炎の特徴は、ゆっくりと進行することである。慢性歯周炎は、歯周炎の中でも最も多い種類で、通常は成人に生じるが、小児や青年に生じることもある。歯肉縁下に歯石やプラークが存在することが多い。発症率と重症度は、加齢と共に上昇する。この疾患は細菌性プラークによって発症し持続するが、患者自身の炎症反応も原因に加担する。

　全歯のうち30％未満がこの疾患に罹患している場合を限局型と呼び、30％を超えると広汎型と呼ぶ。

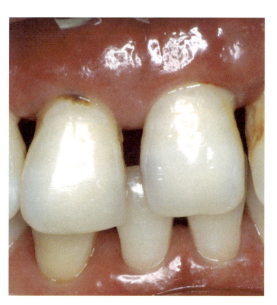
図3：2　重度歯周炎患者の上顎部位。歯が動揺し、歯間に空隙が生じている。

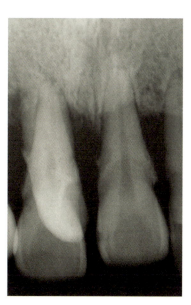
図3：3　同じ部位のX線写真で深い顎骨吸収が認められる。

アタッチメントロス

　疾患の重症度は、アタッチメントロスにより計算し、軽度（臨床的アタッチメントロス1-2mm）、中等度（3-4mm）、重度（5mm以上）と分類される。アタッチメントロスは、固定した基準点、通常はセメント-エナメル境からの距離を測る。

侵襲性歯周炎

急速な進行

　侵襲性歯周炎は、急速に進行する。慢性歯周炎よりも侵襲性歯周炎の方が遺伝的因子の影響が強い。この疾患は、歯石や細菌性プラークとの関連性がより低い。常にではないが、多くの場合、歯肉縁下微生物叢に _Aggregatibacter actinomycetemcomitans_（以前は _Actinobacillus actinomycetemcomitans_ と呼ばれていた）や _Porphyromonas gingivalis_ が認められることが多い。

疾患の広がりにより限局型または広汎型と呼ばれる。_限局型_ は、少なくとも2本の永久歯が罹患しつつ、切歯と第一大臼歯以外では2歯以内しか罹患しないという特徴を持つ。この疾患はしばしば思春期に発症する。_広汎型_ は、切歯と第一大臼歯以外でも2歯を超えて罹患し、通常、30歳を前に発症する。

以前に分類されていた_限局型若年性歯周炎_、_早期発症性歯周炎_、_難治性歯周炎_、_急速進行性歯周炎_は、すべて、侵襲性歯周炎という新しい分類にまとめて置き換えられた。

その患者が慢性歯周炎に罹患しているのか、侵襲性歯周炎に罹患しているのかを区別するのが難しい場合がある。微生物学的、または免疫学的にこの2つを区別する明らかな方法はないだろう。臨床的には、決定的な違いは進行速度である。もちろん、患者を長期にフォローしなければ進行速度を評価することは難しい。よってアタッチメントロスは患者の年齢を考慮して解釈しなければならない。侵襲性歯周炎では、疾患進行が継続するリスクが高いため、治療計画や予後診断の前に分類をすることが重要である。

その他の歯周病の病態

その他に、程度の差はあれ稀な歯周病があり、それらは1999年の分類でも網羅されている（次ページの表を参照）。このグループの中には、血液疾患や遺伝子疾患に関連する歯周炎が含まれる。

壊死性歯周疾患

壊死性潰瘍性歯肉炎や壊死性潰瘍性歯周炎は、珍しい疾患である。典型的な臨床徴候は、歯肉縁と歯間乳頭に潰瘍と壊死が生じる。多くの場合、乳頭が完全に消失する。症状には疼痛、発熱、リンパ節腫脹、口臭（_foetor ex ore_）が伴う。壊死性歯周疾患は、宿主の防御機構が低下している時に、細菌感染によって引き起こされると考えられる。

歯周膿瘍

歯周膿瘍（膿）は、歯ブラシの毛、ポップコーンの粒、トマトの種などの異物や細菌が、組織内に入って重度の感染症を引き起こすことによって急速に生じる。膿が結合組織の空洞内に限局して膿瘍が形成される。また、歯周膿瘍は通常の歯周病が急速に悪化（増悪）したものだと考えられる。

歯周病の分類

I. 歯肉炎
    歯科プラーク性歯肉炎
    非プラーク性歯肉炎
II. 慢性歯周炎
    限局型
    広汎型
III. 侵襲性歯周炎
    限局型
    広汎型

歯周炎は、さらに軽度、中等度、重度に分類

IV. 全身疾患による歯周炎
    血液疾患による歯周炎　例　白血病
    遺伝疾患による歯周炎　例　ダウン症候群
V. 壊死性歯周疾患
    壊死性潰瘍性歯肉炎（NUG）
    壊死性潰瘍性歯肉炎（NUP）
VI. 歯周膿瘍
VII. 歯内病変による歯周疾患
VIII. その他の歯周組織変化と病態

歯周病の1999年分類についての詳細は、Annals of Periodontology 1999年、4巻、1号を参照のこと。

4 炎症と免疫 － 概要

防御反応

**非特異的と特異的
感染防御**

進化の過程でヒトを含めたすべての動物種は、病原性微生物に対する数多くの防御反応を発展させてきた。これらの防御機構は、通常、*非特異的*な感染防御(自然免疫)と、*特異的*な感染防御(獲得免疫)に分けられる。非特異的免疫は通常、表面の防壁と生体内の防御に分けられる。表面の防壁は、例えば、皮膚、粘膜、粘液、呼吸器の繊毛、胃酸などがあり、生体内の防御には、白血球の顆粒球、単球／マクロファージ、肥満細胞、NK細胞、樹状細胞がある。また、非特異的免疫の中には、血漿中のある種のタンパク質、例えば、補体やCRP(C反応性タンパク質)が含まれる。

非特異的免疫反応は、感染に対して素早く反応するので、身体の防御にとって不可欠である。しかし、脅威のある新しい感染源に対しては適応できない。

それゆえ、様々な微生物、細菌、ウィルスによる攻撃に効果的に戦うためには、獲得免疫系が必要になる。この防御反応には、基本的にBリンパ球とTリンパ球が含まれる。

炎症

防御反応

炎症 inflammation という概念は、ラテン語の *inflammare* という言葉に由来し、これは火をつける、発火するという意味に由来する。

炎症が生じるといろいろな有害刺激に対する身体の反応が起こる。そのような刺激には、熱や放射線(例:日焼け)、機械的刺激(例:水ぶくれ)、化学物質／毒物、表面の防御を侵入してきた微生物(例:細菌やウイルス)などがある。

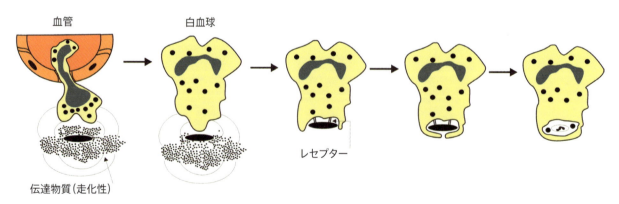

図4:1 細菌の化学伝達物質に引き寄せられ、白血球が血管から出て、その伝達物質の方へ行く(走化性)。
特別なレセプターによって細胞が再び細菌を感知する。細胞上のそのレセプターが、細菌の細胞膜上の特定分枝に結合する。いわゆるリガンドである。リガンドとレセプターが結合すると、細胞が一連の伝達物質を出す。そのシグナルによって細菌を取り囲む(食作用)。
酵素の補助で、細菌を殺し消化する。多くの場合、この過程中に白血球も死に、組織を破壊する酵素が放出される。

4 炎症と免疫 — 概要

炎症の原因が何であれ、共通した特徴が現れる。これを炎症の主徴候という。その基本的な炎症の四徴候は、赤くなる(*発赤*)、腫れる(*腫脹*)、痛みが出る(*疼痛*)、そして局所的に熱くなる(*発熱*)である。

歯肉や歯周の疾患では、疼痛が生じることは非常に稀であり、例外的に、壊死性潰瘍性歯肉炎(NUG)や壊死性潰瘍性歯周炎(NUP)のような急速に進展する破壊では痛みを伴う。

炎症反応は、特異的反応と非特異的反応の組み合わせで起こる。

炎症による細い血管(毛細血管)の顕微鏡的特徴は、血管が膨張して血流が増し、血管壁の浸透性が高まって、水分やタンパク質が増加するというものである。そして白血球細胞が血管外から炎症部位に移動する。炎症反応は迅速で、数分という非常に短い時間で開始できる。白血球細胞が毛細血管から移動すると、損傷組織の化学的刺激物へと遊走することができる。これを*走化性*という。

排膿

顆粒球には(ほとんどは好中性顆粒球)、細菌や死んだ組織を食べる能力がある(貪食作用)。顆粒球が細菌を殺す能力を殺菌能力という。この過程で多くの白血球は死に、死んだ組織や殺された細菌と一緒に*膿*となる。

顆粒球が死ぬと組織傷害性物質が放出される。これは、さらに多くの食細胞を惹きつける物質で、生物学的に活性化された補体を放出できる。

膿瘍

もし炎症が長引けば、膿が結合組織の中に包括されて、膿瘍が形成される。

手術創では、毛細血管と線維芽細胞が創傷の辺縁に増殖して、傷口が炎症細胞で埋まる。この新しく形成された組織を肉芽組織と呼ぶ。顕微鏡レベルでは、この組織は顆粒(*granulae* = 穀粒)の様相を呈する。周囲の線維芽細胞と各毛細血管が顆粒のようにみえることが、肉芽組織 granulationsvävnad という用語の由来である。

新しい血管とリンパ管が成長し、損傷を受けた組織を排除する。新生血管を通って血液が流れ、炎症性滲出液が増加する。滲出液または歯肉溝滲出液は、炎症組織から滲出する。顆粒球の数は、徐々に減少する。

損傷を受けた組織は、新しく形成された細胞に置き換わり、特に、結合組織と上皮に認められる。新生血管はその後、ある程度は退化する。

炎症細胞

白血球

白血球とは、顆粒球、Tリンパ球、Bリンパ球、単球の総称である。白血球には核がある。血液1リットル中に40-100億の白血球があると見積もられる。

白血球の大半を占めるのが顆粒球である。細胞質中の顆粒は異なる染色性を有し、その染色性の違いによって、好中球（多形核白血球、PMN）、好酸球、好塩基球といった様々な顆粒球に分類される。

顆粒球は、骨髄中の共通な幹細胞から形成されるが、その後、様々な細胞種に分化していく。血液中で、顆粒球のほとんど半数は血管中央を循環しているが、残りの半数は血管壁に沿って存在している。循環する白血球の大半は、好中球が占める。顆粒球の総数のわずか1％しか血液中には存在しておらず、残りは全身の臓器の組織内にある。皮膚と粘膜の次の防壁として、好中性顆粒球は細菌の侵入に対する身体の主な防御の代表格である。

好酸球は、赤い染色液であるエオシンに染まる。また、好酸球は走化性の能力を持ち、細菌を殺す酵素や物質を有する。

好塩基球は、強い生理活性物質（ヘパリン、ヒスタミン、SRS、つまり遅反応性物質）を高い濃度で含む。ある物質（アレルゲン）に感受性がある個人が、その物質に曝露した時に、これらの生理活性物質は放出され、喘息、花粉症、蕁麻疹などの急性症状の原因になる。

炎症が急性期から慢性期へ移る移行期では、慢性歯周炎に比べて顆粒球の割合が少ない。その代わり、形質細胞とマクロファージの割合が多い。

リンパ球になるための幹細胞は骨髄中にあるが、リンパ節、脾臓、胸腺、粘膜などのリンパ組織で起こる。

リンパ球は、B細胞とT細胞（Bリンパ球とTリンパ球）に分けられる。両方の細胞には、いくつかのサブグループがある。

B細胞の主な機能は、抗体産生である。B細胞の中には、さらに形質細胞に分化するものもある。形質細胞は高度に特化していて、非常に効果的に抗体を産生する。

T細胞の主な機能は、サイトカインと呼ばれる特定の神経伝達物質の放出によって炎症反応を調節する（増やしたり抑制したりする）ことと、一部は、異物である抗原を持つ細胞と戦って殺すことである。

T細胞には、異なるサブグループがたくさんある。ヘルパーT細胞がその一例である。ヘルパーT細胞は免疫反応をコントロールし、それによって炎症性・抗炎症性サイトカインが放出されて、炎症反応をコントロールする。

　細胞傷害性T細胞は、ウィルス感染細胞や腫瘍細胞を殺すために特化したリンパ球である。

　リンパ球の様々なタイプは、特別な技術がないと光学顕微鏡下で区別ができない。組織切片では、顕微鏡所見による形状から、リンパ球は rundceller（丸い細胞）と呼ばれる。

　リンパ球は血液中にも入るが、リンパ液の中に入って体内の組織や臓器を巡る。一定期間後、リンパ球はリンパ液を通って血液の中に戻る。これを再循環現象と呼ぶ。

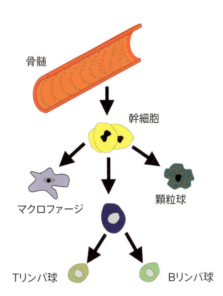

図4:2　骨髄から幹細胞を経由して炎症細胞となる。

　リンパ球の数は血液1リットル当たり20億個ほどである。小児では、成人より血液1リットル当たりに多くのリンパ球がある。

単球

単球

　単球は、顆粒球と同じ幹細胞から派生し、骨髄で形成される。単球は血流の中に入り、そこから組織内へと移動する。組織内では、組織マクロファージとして数年間生き残ることが多い。

マクロファージ

　マクロファージ（"大食細胞"）は、食作用を持つが、免疫反応を調節することもある。

ランゲルハンス細胞

　マクロファージの仲間の一種、ランゲルハンス細胞も粘膜に存在している。ランゲルハンス細胞の役割については、完全に解明されているわけではないが、免疫記憶にとって重要であると考えられている。免疫記憶とは、過去に侵入した細菌などの有害な異物を認識する免疫系の能力である。

補体系

素早い防御反応

　補体系は、肌や粘膜といった外表面の防壁を破って侵入してきた微生物と素早く戦うために、身体が持っている仕組みである。補体系は、約20種類のタンパク質からなり、健康な人では不活性化した状態になっているが、細菌の侵入によって素早く活性化される。活性化は連鎖反応で起こるが、それは、ある物質が次の物質を活性化していき、最終的に複合体（細胞膜障害性複合体、MAC）を形成するという反応である。MACは、細菌の細胞膜に穴を開け、浸透圧の変化によって細胞を溶解して殺す。

　補体系が活性化している間、補体成分の断片が放出されて免疫防御に加わり補助する。

　ある断片（C3b）は、細菌の表面に結合（オプソニン化）し、顆粒球やマクロファージがより素早く貪食できるようにする。他の断片（C5a）は、白血球を引き寄せることで、炎症反応を促進する。

免疫系

　免疫系は、感染に対して保護と防御をする。基本的に、免疫系は循環している抗体（体液性免疫）、細胞性免疫、補体系から成る。

抗原

　抗原とは、明らかな免疫反応を誘発する物質、または生物である。抗原は刺激因子となり反応を引き起こす。この異物は、リンパ球上にあるレセプター（特定の受容体）に認識される。

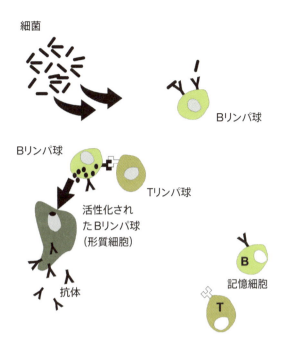

図4：3 細菌がBリンパ球に接する。
複雑なプロセスで(ここに示すものはかなり簡略化した模式図である)、細菌のような異物がB細胞の表面の抗体に結合する。Tリンパ球(ヘルパーT細胞)がB細胞リンパ球を刺激して、形質細胞を作る。そして形質細胞が大量の抗体を放出する。このプロセスでは記憶B細胞が作られ、T細胞は記憶T細胞を作る。

抗体

抗体とは、分化したBリンパ球(形質細胞と呼ばれる)によって産生されるタンパク質で、抗原に反応する。抗体は免疫グロブリンとも呼ばれる。

異物をマークする

抗体は、様々な方法で免疫系に加わる。主な役割は、体内の異物、つまり、抗原をマークすることで、それによって顆粒球とマクロファージが、後に抗原を見つけて中和することができる。また、抗体は補体系を活性化することもでき、それによって補体系が侵入してきた細菌を殺す。抗体は、さらに細菌を固めて動けなくし、殺しやすくする。

すべての抗体の基本的構造は、タンパク質の鎖が2組のペア(短い鎖のペアと長い鎖のペア)を成していて、その鎖がYの字のような形で分子を作る。この分子の上半分部分には、2つの腕に凹みのような構造があり、特定の形をした分子だけが、そこに結合する。この凹みのことを、抗体の抗原結合部位という。

数十億種類のバリエーション

抗体の多様性は、この抗原結合部位のバリエーションによって発揮される。ヒトでは、抗原結合部位に数十億種類のバリエーションがある。免疫系はこれにより、あらゆる種類の感染性物質に対して身体を防御している。

免疫グロブリン

ヒトの免疫グロブリンには、IgM、IgA（2つのサブクラス）、IgD、IgE、IgG（4つのサブクラス）のクラスがある。

IgM（免疫グロブリンM）は、異物に接触した初期に産生され、表面に同じ抗原がたくさんある細菌に反応する。

IgAは、すべての粘膜で産生され、細菌の酵素分解作用に対して高い抵抗性がある。

IgGは、血液や組織中に最も多く存在する抗体である。IgGは、細菌、ウィルス、真菌など多くの異なる病原に結合するので、侵入してくる微生物に対する非常に重要な防御機構である。IgGは、母体から胎児へ移行できる唯一の抗体である。

IgEは、喘息や花粉症といったアレルギー反応で顕著に現れる。

免疫反応

細菌が入ると、身体の免疫系はその細菌に対するできるだけ多くの抗体を、素早く産生しなければならない。

抗体を細胞膜に備えているBリンパ球の1つに細菌が遭遇すると、これらの抗体は細菌の表面の抗原と結合する。そしてBリンパ球の中へシグナルが送られ、次の2つの効果を及ぼす。まず、B細胞が急速に分化し始め、数日以内に何万もの特異的なコピーができる。さらにシグナルが送られている間、Bリンパ球はフルスピードで抗体を産生する。

それゆえ、細菌感染が生じてから、免疫系が感染を排除するのに十分な抗体の産生が間に合うまで、数日かかるのである。

B細胞は、次のようないくつかの複雑なステップで活性化される。

Bリンパ球が、Tリンパ球（ヘルパーT細胞）に結合し、B細胞が大きなリンパ芽球になる。

リンパ芽球は、さらに数段階の細胞分裂を経て、形質細胞や特定の記憶細胞に分化する。

形質細胞は、細胞膜の抗原レセプターを失うが、活性化されたBリンパ球のレセプターと、全く同じ特異性を持つ抗体を産生する。

記憶細胞は成熟したBリンパ球で、その親細胞と同じ特異性のレセプターを持つ。Tリンパ球も記憶細胞になる。

その後、記憶細胞は、同じ抗原と再び接触した時に、活性化されるのを待つ。

5 歯周病の病因と病原

歯周組織の炎症

　硬組織が粘膜を通って体内から体外に横断しているという点で、歯はユニークである。この口腔粘膜を通過するということが、弱点になっている。

　この地点で細菌の侵入から身体を守るために、歯にしっかりと密接し非常に速くターンオーバーする特別な上皮（接合上皮）が発達した。さらに、歯と歯肉の間の付着部分には、常に防御細胞が存在する。

宿主応答

　歯面や歯周ポケットに存在する細菌へ応答して、炎症反応が歯周組織で始まる。この反応は防御反応の1つで、身体を細菌の侵入から守るために必要であり、通常、英語で _host response_（宿主応答）と呼ばれ、宿主の組織反応を意味する。

　特定の細菌や宿主反応パターンの個人差から、以下に述べる疾患のプロセスに差ができるかもしれないが、基本的な仕組みは同じである。

病因＝疾患などの理由の論拠

病原＝疾患の発症と進行の描出

　歯周組織の炎症の4つの段階について、Roy Page と Hubert Schröder の報告によって1976年に最初に説明された。彼らは、その歯周組織の炎症の段階を、_開始期病変_、_早期病変_、_確立期病変_、_進行期病変_ と名付けた。

　歯周病の進行はとても劇的なプロセスである。この疾患の進行を病期に分類することによって、これがあたかも静かな疾患で、時折、変化が起きるものだと思わされるかもしれない。もちろん、事実はそうではないのだが、ここでは Page と Schröder の疾患進行の説明を、教育的で単純化した概説として選んだ。

健康な歯肉（開始期病変）
　明らかに分かる歯肉炎を起こさないような非常に少量の細菌性プラークによっても、接合上皮中の細胞を活性化する物質が放出される。その結果、インターロイキン1β（IL-1β）、インターロイキン8（IL-8）、腫瘍壊死因子α（TNF-α）、プロスタグランジンE2（PGE2）などの炎症性メディエーターが上皮から放出される。

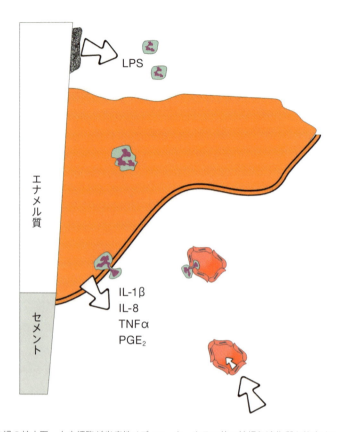

図5：1 歯肉縁の拡大図。上皮細胞が炎症性メディエーターやその他の神経伝達物質を放出する。バイオフィルム中の微生物が刺激物のLPS（リポポリサッカライド）を放出する。

細菌と上皮細胞の両方から炎症性メディエーターが放出されて、接合上皮直下の結合組織中にある血管の内皮細胞を活性化する。

無症状炎症

このことで、白血球、主に好中性顆粒球が結合組織中に遊走して、さらに接合上皮を通過して外へ向かう。言い換えると、臨床的に完全に健康であっても、弱い炎症プロセスが持続しているわけで、無症状炎症という。

軽度歯肉炎（早期病変）

口腔衛生状態が不良な人や、口腔内で清掃が行き届かない領域においては、より多くの細菌性プラークが蓄積し、歯肉の発赤や腫脹を引き起こす。

仮性ポケット

これにより、やや深いポケット（仮性ポケット）ができるが、アタッチメントロスはない。細菌数が増えると、細菌由来、上皮細胞由来、また、活性化マクロファージ由来の炎症性メディエーターの放出も増える。また、活性化マクロファージからも放出される。

歯周ポケット内の細菌数が増加するのに伴って、白血球が接合上皮下の接合組織に蓄積し、その量が増える。そして白血球は、歯周ポケット内へと遊走する。

炎症性メディエーターに加えて、上皮細胞、白血球細胞、結合組織細胞（線維芽細胞）からタンパク質を分解する酵素（プロテアーゼ）が放出され、これが歯周組織を破壊する。この状態を軽度歯肉炎という。

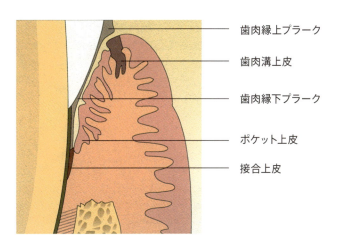

図5：2 深いところでの歯周ポケットの病原性変化。接合上皮のあった部分が、根尖側を除いてポケット上皮に置き換わった。根尖側では接合上皮がまだ歯面との付着をなしている。

重度歯肉炎（確立期病変）

口腔衛生状態が不良な人や、口腔内の清掃困難な場所では、細菌性プラークによって重度な腫脹や発赤、易出血性を伴う重度歯肉炎が起こる場合がある。

ひどい炎症だが、アタッチメントロスはない

組織学的に、重度歯肉炎では白血球が非常に多く認められるという特徴がある。接合上皮内と結合組織に接している上皮付着部分では、好中球の炎症性浸潤が占める。一方、結合組織の奥の方では、主に単球／マクロファージ、リンパ球、形質細胞がある。タンパク質分解酵素の放出が増えることで、コラーゲン線維の分解が生じる。

これにより、歯肉の形と張りが失われ、ブヨブヨとした柔らかい状態になる。歯肉腫脹によって仮性ポケットが生じるが、骨破壊の徴候は認められない。大半の人には、重度歯肉炎がアタッチメントロスに及ぶことはない。つまり、歯周ポケット底が根面に沿って根尖側へ移動するわけではない。

歯周炎（発展期病変）

アタッチメントロス

母集団中一部の人たちは、歯肉炎が歯周炎へ進行する。そのプロセスは、歯周組織の喪失、つまり、アタッチメントロスに繋がる。言い換えると、歯周ポケット底が根面に沿って移動する。

歯周炎は重度歯肉炎と同じような炎症徴候を示すが、炎症浸潤がより深く、また横方向へ広がっていくことが特徴である。

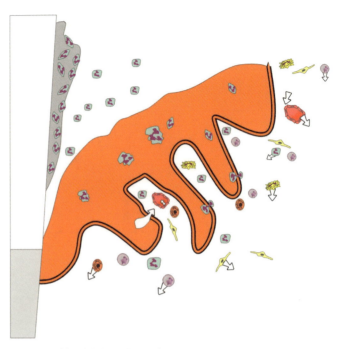

図5：3　歯周炎へと移行する重度の歯肉炎組織内で広がる炎症反応。上皮付着が根面の下方へ移動する。

　さらに、徴候としては歯周靭帯と顎骨（歯槽骨）の破壊が生じる。この徴候の臨床所見は、より深い歯周ポケット、歯の動揺、最終的には歯の喪失である。なぜ感受性の高い一部の人にだけ歯周炎が進行するのかは、未だに明らかになっていない。歯周の研究では、長い間、歯周炎の特徴である化学的マーカーを探究している。それによって、歯周炎が臨床的に明らかになる前に、歯肉炎から歯周炎に進行する患者を特定できるからである。しかし、これはまだ成功していない。

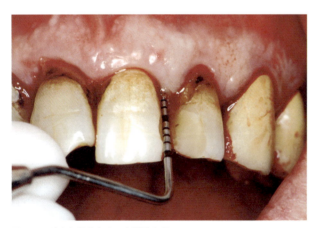

図5：4　重度歯周炎患者の上顎前歯部。
歯肉は正常レベルだが、プロービングで深い歯周ポケットが認められる。進行中の炎症がある徴候として、プロービング直後の出血がある。

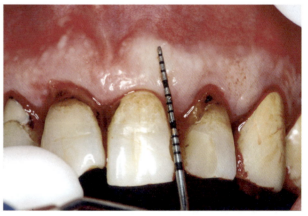

図5：5　プロービングにより、この部位の歯周ポケットは上顎右側中切歯近心で9mmだった。

歯周炎の原因

歯周炎は、歯周組織を破壊する慢性炎症である。炎症は、歯肉縁付近や歯周ポケットの中に存在する細菌によって生じる。

すべての人には、出生直後からすでに粘膜に細菌性プラークが存在していて、後には、歯面や歯周ポケットにも存在する。これらの細菌は、限局的に炎症を引き起こす。

口腔衛生状態が良い人では、炎症程度はとても小さいので臨床所見は認められない。それにも関わらず、組織学的研究では炎症が持続していることが示されている。

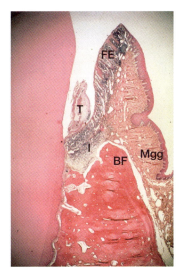 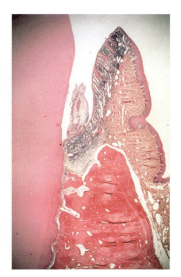

図5：6 歯周炎のある部位の生検の組織切片。
T＝歯肉縁下歯石　FE＝ポケット上皮　Mgg＝歯肉歯槽粘膜境　BF＝骨欠損　I＝炎症細胞

すべての歯肉炎が歯周炎へ進行するわけではない

ほとんどの人では表面的な炎症が残るだけで、本格的なダメージを引き起こさない状態、つまり、歯肉炎にとどまる。しかし、感受性の高い一部の人では、組織破壊まで進んだ状態、つまり、歯周炎となる。

歯周炎における細菌の役割は、疾患を引き起こす必要条件ではあるが十分条件[※1]ではない。

なぜ一部の人が歯周炎に進行するのかは、未だに明らかになっていない。

細菌量と、おそらく細菌種、そしてその他にも数多くのリスクファクターがある。それらのリスクファクターは、歯周炎の増加と関連性があると疫学研究で認められている。これらのリスクファクターを1つ以上持つ者は、歯周炎のリスクが高いとみられる。

※1：歯周炎が発症していれば必ず細菌があるが、細菌があれば必ず歯周炎が発症するわけではないという意味。

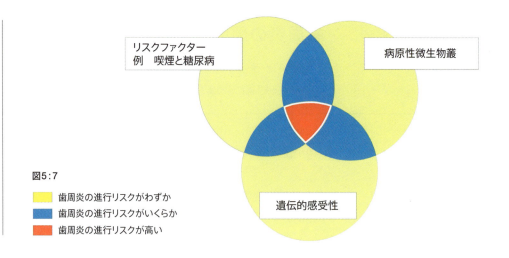

図5:7
- 歯周炎の進行リスクがわずか
- 歯周炎の進行リスクがいくらか
- 歯周炎の進行リスクが高い

リスク

　ある疾患に罹患するリスクを上昇させるような状態は、通常、リスクファクターとリスクマーカーの2つに分類される。

リスクファクター　　　リスクファクターとは、疾患の発症と進行に関与して疾患リスクを上昇させるものである。そのファクターが、疾患にどのように影響するのか、という合理的な説明もなければならない。歯周炎における典型的なリスクファクターは、喫煙や糖尿病である。

リスクマーカー　　　リスクマーカーとは、疾患のリスクの上昇に関係するが、疾患の進行に関与しないものである。リスクマーカーの例としては、年齢と、教育レベルや収入といった社会経済学的因子がある。

リスクファクター

喫煙

　喫煙は、多くの疾患のリスクファクターであり、スウェーデンでの早期死亡の主原因である。肺癌の85％が喫煙によるものだが、口腔癌、咽頭癌、胃癌、膵臓癌、腎臓癌の原因でもある。喫煙は、主に慢性気管支炎や肺気腫として生じる慢性閉塞性肺疾患（COPD）も引き起こす。

　喫煙は、動脈を硬化させる（アテローム性動脈硬化症）リスクファクターでもある。脳卒中（脳出血や脳梗塞）と喫煙の関係は、緊密である。喫煙と心血管疾患の関係は、約60年前から知られている。

　歯周の研究により、喫煙と歯周炎の関係が明らかにされてきた。特に、ストックホルムにあるカロリンスカ研究所のJan Bergströmと、彼の同僚たちの研究成果は注目に値する。

| 喫煙のため歯周炎のリスクは3倍上昇 | 数多くの疫学調査により、喫煙が歯周炎の非常に重要なリスクファクターであることが示されている。喫煙は歯周炎のリスクを約3倍上昇させるとみられている。米国の調査では、歯周炎の全症例の半数が喫煙に起因していると示された。歯周炎のある若年者や、最も重度な症例の中では、喫煙の影響はさらに明らかである。 |

なぜ、そして、どのような機序で、喫煙が歯周炎の原因になるのかについては、未だに明らかにされていない。喫煙者と非喫煙者の間で、口腔微生物叢に違いがあると示す研究がある。これらの違いが、どの程度重要なのかを決定することは現状では困難である。他の可能性では、細菌に対する身体の反応の変化、つまり、宿主応答 host response と言われるもので、これが歯周炎という組織破壊を引き起こしているのかもしれない。

喫煙は歯肉の血流を低下させる。それにより、喫煙者において歯肉炎の典型的な臨床徴候、つまり、歯肉の発赤、腫脹、易出血性といった変化が表れないということがしばしば生じる。血流が低下すると、歯肉は比較的健康的に見えるため、この疾患の存在を隠してしまう。よって、喫煙者では歯周炎の徴候がよく過小評価されるのである。これが適切な治療を遅らせることになっている。

喫煙者では、非喫煙者に比べて、切歯部位と上顎口蓋側部位に、歯周ポケットが見られることが多い。おそらくタバコの局所的影響であろう。

| 喫煙者の治療に対する応答は劣る | 喫煙者の外科的治療と非外科的治療に対する応答は悪い。患者を禁煙させることは、困難ではあるものの、治療の重要な要素である。喫煙習慣については、常に既往歴の中で明らかにしておかなければならない。現在、スウェーデンの一部では、歯学部学部教育で禁煙指導のためのトレーニングをしている。 |

全身の健康と歯周の健康ともに、禁煙者は喫煙者に比べて良い。しかしながら、一度も喫煙したことのない者と比較すると、禁煙した者であっても、歯周の健康はわずかに悪い。それでも喫煙の悪い影響は、禁煙すると元に戻せることがエビデンスで示されている。

喫煙の病原性のメカニズム

なぜ、そして、どのような機序で、喫煙が歯周炎の原因になるのかについては、未だに明らかになっていない。喫煙が、微生物叢を変えることで病原性を表すわけではなさそうである。その代わり、細菌に対する身体の反応の変化、いわゆる宿主応答 host response が歯周炎を引き起こしているのだろう。

| 防御が低下するからなのか、炎症反応が過剰になるからなのか？ | これには、基本的に2つの異なる方法が考えられる。1つは細菌に対する免疫が低下すること、もう1つは喫煙がポケット内の細菌に対する免疫系を過剰反応させ、強すぎる免疫反応が歯周組織の破壊に繋がるということである。免疫が低下することを示す研究がたくさんある。喫煙者において、主な防御細胞の2つであるマクロファージと好中性顆粒球の両方で、細菌と戦う能力が低下している。喫煙は、抗体を産生するBリンパ球の効果も低下させる。数多くの研究により、喫煙者では血中のIgGレベルが低いことが示されている。微生物に大きな変化がないことから、防御が低下しているだけというわけではなく、正反対である免疫の過剰反応が生じている可能性を示唆している。

また喫煙者は、活性酸素・フリーラジカルとプロテアーゼと呼ばれるタンパク質分解酵素によって、炎症反応が亢進すると示す研究もある。タバコの煙には、活性酸素・フリーラジカルが非常に多く含まれ、これがタンパク質分解酵素に対する身体の自然防御反応を阻害している。それから、喫煙者では炎症によって誘発される神経伝達物質のサイトカインの放出も上昇する。

活性酸素・フリーラジカルが増加

プロテアーゼの放出が活性酸素・フリーラジカルと共に上昇することは、肺の細胞を破壊し、肺気腫を引き起こす現象を説明するとみなされている。歯周組織に対しても、喫煙が同様の影響を与えていることが考えられる。

その他の可能性としては、タバコの煙が歯周組織の新生を阻害することである。歯周組織は、継続的に速い周期でターンオーバーをしているので、新生が遅れると、疾患の進行がより速く進む可能性がある。実験室での研究では、タバコの煙が線維芽細胞の成長を阻害していることも示している。組織の分解が再生よりも速くなると、その差し引きの結果として組織破壊が生じる。

糖尿病

糖尿病のため歯周炎のリスクは2-3倍上昇

糖尿病は、比較的よく認められる疾患で、スウェーデンの人口の約4%が、何らかの形で糖尿病に罹患している。I型糖尿病とII型糖尿病の両方で、歯周炎のリスクが2-3倍に上昇する。血糖値の高い糖尿病患者は、コントロールされている糖尿病患者より速く骨吸収が進む。血糖値の高い糖尿病患者は、歯周治療に対する応答も悪い。糖尿病と歯周炎の関係についての詳細は、7章「歯周炎と全身疾患」を参照してほしい（59ページ）。

ダウン症候群

ダウン症候群は、最もよく生じるヒトの染色体異常で、出生の1/600-1/1000に起こる。これは21番染色体のトリソミーによる。ダウン症候群の子どもは、同じ年齢の他の子どもたちに比べて早期歯肉炎が進行しやすい。若年者と成人ともに、ダウン症候群の人たちは骨吸収の発症がはるかに多い。ダウン症候群の人たちが歯周炎に感受性が高いということの理由については、明らかではない。歯周病の進行を説明できるような微生物叢の違いは、認められない。このことから、炎症プロセスの何らかの違いが歯周炎の増加の理由であると示唆される。

一般的なリスクファクター

骨粗鬆症

骨粗鬆症の人たちは、そうでない人たちより残存歯数が少ない。これは、骨粗鬆症が実際にリスクファクターであるのか、つまり、歯周炎を発症させるリスクになっているのか、それともただ単に、身体の他の骨と同じ仕組みで、骨粗鬆症によって歯槽骨も吸収されているのかについては明らかではない。骨粗鬆症と歯周炎の関係についての詳細は、7章「歯周炎と全身疾患」を参照してほしい（59ページ）。

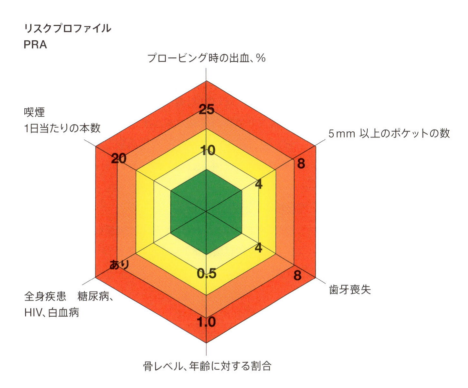

図5：8 総合的なリスクプロファイルの例。この患者の疾患が進行し続ける、つまり骨喪失のリスクを評価するために6つの変数を考慮している。少なくとも3つの領域で赤いゾーンに入っていたら、この患者はハイリスクとみなし、特別な注意を払うことが必要である。つまり、サポーティブセラピーの頻度をもっと多くする。このモデルはスイス・ベルン大学歯学部で開発された。

ストレス

心理社会的ストレスは、胃潰瘍や心筋梗塞のような症状のリスクを上昇させると、長年にわたり認められてきている。ストレスはまた、壊死性潰瘍性歯肉炎（NUG）と関係があるが、実際にストレスが歯周病の原因になっているのかどうかは、完全には解明されていない。強い心理社会的ストレスが、免疫系を低下させる可能性を示す研究がある。ストレスは、喫煙や口腔衛生の不良といった歯周組織に影響を与えるような行動変容も起こす可能性がある。新しい研究では、ストレスと歯周炎のある患者の歯周ポケット内には、ストレスホルモンのコルチゾールが多く認められることを示している。

年齢

歯周炎の発症と重症度の両方が、年齢とともに上昇する。それが年齢に関係する特定の変化によるものなのか、それとも、単純に過去のすべての病歴が時間を経て蓄積していくためなのかは明らかではない。患者の年齢は、疾患の進行速度には影響していないようである。

薬剤

薬剤自体が歯周炎を起こす可能性を示す研究は、現在のところない。口腔衛生が不良な患者において、特に、てんかんや潰瘍に対する薬剤を服薬していると、歯肉の腫脹が生じる。多くの薬剤がドライマウスを引き起こす。これは、結果として歯面や粘膜上の細菌の増殖を促すことになる。

栄養摂取

食物摂取のわずかな違いが、歯周炎を起こす可能性を示す研究はない。もちろん、全身状態に重篤な栄養の欠乏があれば、歯周組織にも影響する。例えば、ビタミンCのひどい欠乏によって壊血病が生じるが、その他の症状の中にひどい歯肉炎も見られる。しかしながら、この状態で歯周炎は生じない。

職業、収入、教育レベル

社会経済学的因子が、歯周炎と関係していることを示す疫学研究がある。これは主に、喫煙と口腔衛生習慣によるものだと考えられる。低学歴・低所得は、健康に悪い習慣と明らかにリンクしている。

性別

数多くの研究によって、歯周炎は女性に比べて男性により多く、より重症であることを示している。これが実際に、遺伝的または生物学的な性別の違いによるものなのか、または喫煙や口腔衛生、口腔習癖といったライフスタイルによるものなのかは明らかでない。

人種と民族

民族間での違いが認められている。米国では、アフリカ系米国人とヒスパニック系米国人は歯周炎が進行するリスクがより高いと研究で示されている。この違いについては、多くのところ口腔衛生や喫煙といった習慣の違いによる。しかしながら、炎症反応のパターンに関するある遺伝的な違いが、寄与因子であるかもしれないと示す研究がいくつかある。

全身疾患

重度歯周炎を引き起こす、重篤で、稀な（程度の差はあるが）疾患が多くある。白血球細胞の機能レベルが低下する血液疾患、例えば、ある種の白血病、無顆粒球症、好中球減少症では、急速進行性歯周炎をしばしば伴う。これらの疾患がその疾患の症状としてではなく、歯周炎や歯牙喪失を悪化させているのかどうかについては明らかではない。

局所的リスクファクター

　口腔内に局所的に生じるリスクファクターが、歯周炎を進行させるリスクに繋がることはほとんどない。しかしながら、疾患を継続的に進行させるリスクに影響を与える場合があり、すでに罹患している患者のアタッチメントロスを継続的に進ませる。

疾患進行に関係

　ある特定の微生物は、疾患進行のリスクを上昇させる。アグリゲイティバクター・アクチノミセテムコミタンス（_Aggregatibacter actinomycetemcomitans_）は侵襲性歯周炎に強く関係しており、"レッド・コンプレックス"と呼ばれるグループ（_Porphyromonas gingivalis_、_Treponema denticola_、_Tannerella forsythia_）は慢性歯周炎と関係している。微生物叢の重要性についての詳細は、47ページの6章「歯周炎の微生物学」を参照されたい。

歯周炎は遺伝性疾患である

　歯周炎は多因子性疾患である。つまり、1つの原因しかないのではなく、いくつかの異なるファクターが絡み合っている。それらのファクターのうち、最も重要なのが遺伝性ファクター、遺伝子である。

　別々に育てられた一卵性双生児を比較する研究によると、歯周炎のリスクのうち50%が遺伝子に依存する。それとは違って、例えば、ダウン症による歯周炎や血友病による歯周炎は、特定の遺伝子の異常によるものではない。多くの遺伝子が、口腔内の微生物と全身の免疫系との間の相互作用に関与している。

　侵襲性歯周炎では、遺伝は一層強いファクターとなる。ある種の侵襲性歯周炎では、おそらく、たった1つの遺伝子欠損によるのだろうと研究で示されている。

多型性

　人それぞれの遺伝子には小さな変異が数多く存在する。それを多型性またはSNP（_一塩基変異多型_）と呼ぶ。これらのほとんどは影響を持たず、全身機能に支障はない。しかし、ある種の多型性は、歯周炎の炎症プロセスに影響を与えているかもしれない。

インターロイキン-1

　そのような機能的多型は、炎症性サイトカインのインターロイキン1βの産生をコントロールする遺伝子の1つにある。この遺伝子、つまり、対立遺伝子にある種の変異を持つ人たちは、持たない人たちに比べてIL-1βを4倍多く産生する。これらの人たちは、歯周の炎症でより多くのIL-1βを放出し、より強い炎症反応を起こしているのだろう。よって、歯周組織の破壊のリスクがより高くなる。

　この遺伝子型を持つ人たちは、重度歯周炎が進行するリスクが約3倍高いと示す研究がある。

インターロイキン1βの他に、インターロイキン10と腫瘍壊死因子αの2つのサイトカインの発現をコントロールする遺伝子の多型性も、歯周病の進行に関係がある。おそらく数十くらいの異なる多型性が、疾患の進行に寄与しているだろう。

個人の実際の形質(表現型)は、環境因子と遺伝因子(遺伝子型)の相互作用の結果である。よって、遺伝子研究のデータを解釈する際には注意することが重要である。健全な人たちに比べて、疾患を持つ人たちに特定の遺伝子型が多く認められても、その特定の遺伝子型を検査して、その疾患を診断できるわけではない。

歯周組織のリスク評価

19ページの図が明らかに示しているように、成人母集団のうちの少数だけが進行した歯周炎に罹患している。よって、現存する限られた医療資源を最適に利用し、過剰治療を避けるために、リスク評価を可能にすることが有効であろう。

何年もの間、歯周組織のリスク評価を容易にすることを目的に、実験室ベースの様々な検査が登場しては消えてきた。患者が異常な遺伝子型、つまり、インターロイキン1βを過剰に産生させるような多型性と、歯周炎のリスクを上昇させるような多型性を持っているかどうかを調べる遺伝子検査がある。その分析は、実験室に送られた唾液サンプルで実施する。

また、歯周炎の発症リスクや歯周炎に罹患している患者の疾患進行リスクを評価するための、いわゆるチェアサイド検査も開発されてきた。そのような検査の1つがBANAテストで、これはレッドコンプレックス(48ページ)の細菌の存在を測定する。他の検査としては、微生物叢を測定する代わりに炎症反応を測定するものが、最近になって導入された。この検査は、活性化されたマトリックスメタロプロテアーゼ8(MMP-8)の量を測定する。活性型MMP-8の量は、歯周組織が破壊されるリスクに関連している。

他のリスク評価モデルでは、多数のリスクファクターを考慮して評価するものもある。ポケット深さ、プロービング時の出血、プラークといった局所的リスクファクターと、喫煙や糖尿病といった全身的リスクファクターが含まれる。

歯周炎の多因子性という性質から、適切にリスク評価をするためには、単一のリスクファクターのみを測定することは十分でないだろう。よって、数多くのファクターやマーカーで構成されるリスク評価モデルが最も望まれる形であろう。

スイスの研究チームが、6つの異なるリスクファクター/マーカーを考慮したモデルを開発した。それらは、プロービング時の出血、深いポケットの数、喪失歯、年齢別の歯槽骨高さ、全身疾患(主に糖尿病)、喫煙である(39ページを参照)。

リスク管理

リスク評価によって明らかになったリスクに対して何らかの処置をすることも、リスク評価と同じくらいに重要である。歯周治療の目的は、通常、疾患の発症と進行を予防することである。つまり、アタッチメントロスを阻止することである。これは、疾患進行のリスクを最小にすることによって達成される。

疾患進行リスクを軽減するための唯一の現実的で長期的な方法は、患者に禁煙させることと、口腔衛生状態を可能な限り良好に維持させることである。患者自身の行動を専門家によるサポーティブセラピーによって補う必要があるかもしれない。

発症 － どのようにして組織破壊が起こるのか？

細菌が炎症をスタートさせる

歯周ポケット内の細菌が、ゆくゆくは歯周組織破壊に繋がる疾患プロセスの始まりとなる。

細菌は、組織を破壊するような物質を放出するが、その最初の病因効果は、周囲組織の炎症を引き起こすことである。この宿主反応は、元来、細菌が体内に入ることを防ぐための防御反応である。身体の防御が失われたり、損傷したりする様々な状態の時に、この防御反応の必要性を突きつけられる。

ある種の防御細胞がない患者（無顆粒球症や好中球減少症）や、細菌と戦う際に関与する鍵となる酵素の産生ができない患者（慢性肉芽腫症）などは、急速に歯周炎が進行することが多々ある。

酵素と活性酸素・フリーラジカルが組織を破壊する

防御反応は必要ではあるが、周囲組織を破壊するような物質も放出する。それらは、主にタンパク質分解酵素（プロテアーゼ）と酸素・フリーラジカルである。このような物質の放出は自然なプロセスで、身体にはプロテアーゼ阻害因子や抗酸化物質という防御メカニズムが備わっており、周囲組織の損傷を予防する。急速な組織形成によっても、歯周組織が過度に損傷されることを防ぐ。

歯肉炎では、破壊と形成のバランスが取れている。つまり、炎症がある程度生じていて、細菌が組織へ深く侵入するのを防ぐ防御反応が開始しているのだが、まだ限局的である。よって、周囲組織の広範な損傷は免れている。

バランスの崩れ

しかしながら、炎症反応が強過ぎて、身体の防御メカニズムが及ぶ以上に組織を破壊する物質が速く放出されてしまう人がいる。そうすると歯周組織が破壊され歯周炎が発症する。なぜこのようなことが起こるのかについては明らかではない。1つの可能性としては、細菌の毒性に何らかの変化があって、それが身体の防御を働かなくさせているのではないかと説明されている。他の説明では、細菌の攻撃に対する身体の防御能力自体が低下しているのではないかということである。

両方とも細菌の増殖と組織への浸透を促し、結果として非常に強くて持続性のある炎症反応が生じる。

もう1つの説明は過剰炎症である。つまり、炎症反応が不適切で、細菌と戦うために必要とされる反応よりずっと強くなってしまう。抗酸化物質やプロテアーゼ阻害因子の力を借りて身体が組織を破壊する物質を中和できる以上に、その物質が放出される。これら3つの説明の組み合わせも起こり得る。

組織破壊のメカニズム

組織破壊には様々なメカニズムがある。歯周ポケットに細菌が存在することで、リポポリサッカライド（LPS）やその他の毒素が放出し、宿主の反応が引き起こされる（宿主反応）。宿主は抗体、補体、多形核（PMN）白血球を使って細菌に対して組織を防御する。

*Porphyromonas gingivalis*のような一部の細菌は、組織破壊を起こす物質を放出するが、ほとんどは宿主自身から放出される。

その部位に移動した白血球細胞が活性化されて、プロテアーゼや酸素・フリーラジカル（FSR）を放出する。特に、コラゲナーゼとして知られるコラーゲンを分解する酵素の放出と活性化が亢進すると考えられており、これが典型的な歯周炎をもたらす。

酸素・フリーラジカルは、プロテアーゼに対抗するプロテアーゼ阻害因子（α-1アンチトリプシン）と呼ばれる身体自身の防御を不活性化する。よって、酸素・フリーラジカルとプロテアーゼの同時放出が周囲組織に特に有害となる。

サイトカイン

サイトカインは、身体のほとんどの細胞により産出される小さな糖タンパク質であり、細胞間でシグナルを伝える。サイトカインはターゲットの細胞上の特定のレセプターに結合し、これらのレセプターを通して細胞の活動、成長、分化を調節する。

サイトカインには、インターロイキン、インターフェロン、成長因子が含まれる。炎症病巣には、一般的に、サイトカインを産出・放出するTリンパ球とマクロファージが存在する。

> 炎症反応をコントロールする

サイトカインの放出は、フレアアップと消退の両方において、炎症中に中心的役割をする。サイトカインには炎症性・抗炎症性の両方がある。

炎症中に放出される炎症性サイトカインの例としては、インターロイキン1（IL-1）、インターロイキン8（IL-8）、腫瘍壊死因子（TNF）がある。抗炎症性サイトカインの重要なものには、IL-10とTGF-βがある。

歯周炎は行き過ぎた炎症反応として特徴づけられ、組織破壊が起こらない歯肉炎とは違う。これについて考えられる理由の1つは、様々なサイトカインの放出のバランスが崩れることであろう。過去10年間の歯周の研究では、組織破壊が起こっている歯周炎において、炎症性サイトカインの濃度がわずかに上昇し、抗炎症性サイトカインの濃度がわずかに減少することが示されている。

破骨細胞を活性化する

多くの研究で、炎症性サイトカインのIL-1βとTNF-αの放出が増加することが示されている。これらは歯槽骨を破壊する破骨細胞を活性化するので、この現象は特に興味深い。

歯肉溝滲出液

歯肉溝滲出液は、通常GCF（gingival crevicular fluid）と略称されるが、歯周ポケットからゆっくりと流れ出る炎症性の滲出液である。GCFの分泌は、通常、1時間当たり約20μl（マイクロリットル）である。

歯周ポケットの平均的な容積は約0.5μlと見積もられているので、この総容積が1時間に約40回入れ替わるという訳である。この分泌は、細菌の侵入に対する身体の非特異的防御の1つである。歯周ポケットに炎症がある時、歯肉溝滲出液の分泌量は非常に多くなる。

GCFの液相は血漿や歯肉組織に由来する。液体部分以外にGCFは多くの物質を含んでいる。例えば、血漿タンパク質、歯肉組織の分解物、炎症細胞、炎症プロセスや微生物によって放出された物質などである。

ペリオドントロジーの研究の多くで、GCFサンプルを分析して持続している炎症プロセスを表すことに焦点が当てられてきた。それによって、組織破壊が進行中である患者を見つける方法と、できれば、将来の疾患進行を予測する方法も見つけることが望まれている。

いくつかの物質が持続する疾患の可能なマーカー（予測因子）として提示されてきた。研究レベルで証明されているものがある。例えば、β-グルクロニダーゼやエラスターゼは好中性顆粒球の活動性のマーカーで、プロスタグランジンE_2は全身の炎症マーカーである。注目を浴びているもう1つの物質はコラゲナーゼ2、つまりMMP-8である。GCF中に高い活性型MMP-8濃度が認められることは、持続する組織破壊が存在する指標になるかもしれない。

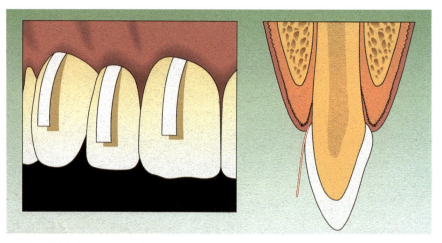

図5：9 歯肉溝滲出液の量は歯肉の炎症の程度に比例する。ろ紙の細い紙片（ストリップ）で歯肉溝から歯肉溝滲出液を採取できる。その後、歯肉溝滲出液のタンパク質を分析する。

現在のところ、疾患進行の予測に使えるような、臨床診査に優るGCF検査はない。長期的には、歯周炎の臨床診査を補完できるような、実験室での検査が登場するだろう。

6 歯周炎の微生物学

発達しつつある生態系では、最初にコロニー化するパイオニア生物と呼ばれる種が存在する。これらの種は、しばしば他の種に置き換えられる。そうして置き換わった種が環境を変え、他の種もコロニー化しやすくなる。

バイオフィルム

歯、補綴物、インプラントは、細菌の増殖にとって、ユニークな環境を与えている。重要な理由の1つは、これらの組織や物体の表面が細菌を拒絶しないことである。その代わり、非常に複雑なバイオフィルムが成長する。歯面上のバイオフィルムの構成は、関与する微生物の性状や、液体の構成によって変わる。

歯肉縁上の細菌増殖では、液相は基本的に唾液である。歯肉縁下の歯周ポケット内では、液相は血清に由来する滲出液で構成される。この部位でのバイオフィルムは、歯周ポケット内の歯面と軟組織の上皮表面の両方に形成できる。

歯肉炎の発症は、微生物がある特定の順序で確立されることと、細菌種と環境が相互作用することの両方を示す一例である。

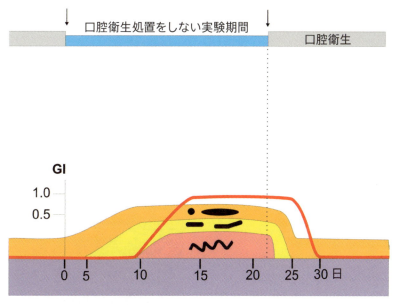

図6：1 Löeとその同僚らによる有名な歯肉炎の実験を図式化したもの。成長の時期を異なる色で分けて細菌性プラークを表す。実験の最初（0日）までは、被験者は、歯肉が健康で、歯は完全に清掃されている。口腔衛生処置を止めるとただちに細菌性プラークの塊が生じる。10日後、歯肉炎の臨床徴候が認められる。3週間後（21日）、被験者は集中的な口腔衛生処置を再開し、細菌性プラークは除去され歯肉炎は1週間後に消失した。
GI = ジンジバルインデックス

実験的歯肉炎

オーフス大学歯学部の研究で、Harald Löe と Else Theilade と同僚たちは、1960年代の中頃、歯面のプラークが歯肉炎を引き起こすことを示す画期的な業績を残した。

歯周組織が健康な被験者（歯学部学生）を対照にした臨床試験で、研究者らは、歯面にプラークがすぐに形成されることを示した。この臨床試験中、21日間だけ歯磨きを控えさせた。

10-21日で、すべての者に歯肉炎が発症した。口腔衛生処置を再開し、プラークを除去すると、歯肉炎は消失した。

この21日間の試験期間中に採取された細菌サンプルの染色標本では、最初はグラム陽性球菌とグラム陽性桿菌がコロニー化し、その後、グラム陰性球菌とグラム陽性桿菌、そして運動性細菌とスピロヘータがコロニー化していることを示していた。

歯周炎の臨床的変化の開始は、グラム陰性微生物叢と関係していた。

米国の微生物学者であるSigmund Socransky と Anne Haffajee は、今や歴史に残る科学論文を1998年に報告した。それは、歯肉炎と歯周炎の原因であると一般的にみなされる口腔微生物のグループを、新しく教育的に、理解しやすいように分類したのである。

レッドコンプレックス

最も疾患に関係しているグループは、赤（レッドコンプレックス）と橙（オレンジコンプレックス）で示された。また、グリーンコンプレックス、イエローコンプレックス、バイオレットコンプレックス、ブルーコンプレックスとして知られる微生物グループもある。

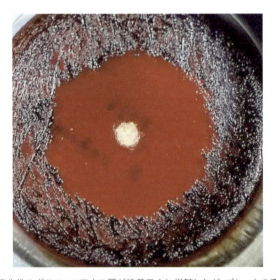

図6：2 黒色色素産生性のポルフィロモナス属が培養皿中に増殖したが、プレートの真ん中に置いたメトロニダゾール・ジェルは細菌増殖を阻止している。

歯肉炎や歯周炎の発症に関係する個々の細菌種について述べる代わりに、今日ではしばしば、「レッドコンプレックス」や「オレンジコンプレックス」と言って、それぞれのコンプレックスに存在する細菌グループ全体を指す。

　レッドコンプレックスには、<u>Porphyromonas gingivalis</u>(P. gingivalis)、<u>Treponema denticola</u>(T. denticola)、<u>Tannerella forsythia</u>(T. forsythia, 以前は <u>Bacteroides forsythus</u> または <u>Tanner Ella forsythensis</u>と呼ばれていた)が含まれる。

　レッドコンプレックスとオレンジコンプレックスの細菌種は、明らかな歯肉炎を示す部位により多く分布している。プラークの構成が変化すると環境に影響を与え、それが臨床的に明らかな歯肉炎を引き起こしていると考えられる。

　他の研究では、逆に、歯肉炎の進行といった環境の変化が、プラークの成長に影響を与えることも示している。歯周組織が健全な部位に比べて、歯肉炎のある部位はクリーニング後、プラークが容易に蓄積されることが示されているのである。

　よく議論されていることは、歯肉縁下微生物叢に影響する最も重要なファクターは、周囲の歯周組織の臨床的な状態である。2つのファクターが、特に重要であろう。つまり、歯周ポケットの炎症程度と歯周ポケット深さである。

　ほとんどの細菌種では、歯周ポケット深さは問題ではないが、レッドコンプレックスやオレンジコンプレックスに属する細菌では、ポケット深さが増すと細菌がより増殖する。

　ポケット深さと、レッドコンプレックスやオレンジコンプレックスの細菌種の増加との関係に重要であるとして、考え得る多くのファクターが報告されている。

　より深い歯周ポケットでは、レッドコンプレックスの細菌が付着できる上皮の表面積が大きくなる。オレンジコンプレックスの細菌が緩く付着できる部位も、ポケットが深くなると増える。

　歯面付近の歯肉の炎症の存在も、その部位の微生物叢の構成に影響を与える。レッドコンプレックスとオレンジコンプレックスの細菌は、炎症が生じて出血している歯周ポケット内で著しく増殖する。歯肉溝滲出液が増えるので、これらの細菌は炎症部位を有利に利用できる。歯肉溝滲出液には、特にこれらの細菌が好む物質が含まれているのである。

口腔微生物学 － 基本的知識

細菌

グラム染色

細菌は、非常に小さな(0.01-0.001mm)の単細胞生物である。顕微鏡下で細菌を見るためには染色をする。デンマークの医師Christian Gramは、1884年に細菌を染色する方法を示した。これをグラム染色という。グラム陰性細菌は赤色に染まり、一方、グラム陽性細菌は青色、または紫色に染まる。細菌壁の構造の違いが、この染色性の違いとなって現れる。同じように見える細菌が、グラム染色によって細菌種をはっきりと区別できるのである。

3種類

細菌種は、その外観によって大きく球菌、桿菌、らせん菌の3つに分類される。

球菌

_球菌_ は、円形、楕円形、または卵型をしている。長い鎖状に連なる球菌を連鎖球菌と呼ぶ。細胞がブドウのような房状に連なる場合にはブドウ球菌と呼ぶ。

桿菌

_桿菌_ は不規則で、連鎖状のものや柵状に並ぶものがある。

らせん菌

らせん菌 (糸状、フィラメント状)では、ビブリオ属、スピリルム属、スピロヘータが知られている。

特に歯肉縁下部位には、運動性微生物、スピロヘータ、スピリルム属、ビブリオ属、ビブリオ様(コンマ型をした)のグラム陰性桿菌が多く存在する。

細菌の中には、酸素が豊富な環境を好むものがいて、いわゆる好気性微生物と呼ばれる。歯肉縁の上部(歯肉縁上)の環境は通常、好気性である。歯肉縁の下部(歯肉縁下)は酸素が乏しい環境で、酸素がなくても生きられる細菌、つまり、嫌気性微生物がこの部位では優勢となる。好気性、嫌気性の両方の環境で増殖できる細菌は、_通性_ という。

厳格な好気性微生物(酸素を消費)は、口腔内ではほとんど存在しない。ほとんどの口腔内微生物は、嫌気性か通性嫌気性である。

エンドトキシン

細菌は、エンドトキシンやロイコトキシンなど、組織に害を与える物質をいくつか持っている。エンドトキシンは、ほとんどのグラム陰性菌の細胞壁に認められる毒性物質である。細菌の細胞が破裂すると、エンドトキシンが放出される。リポポリサッカライド(LPS)はとりわけ、抗体を産生するリンパ球を刺激する重要なエンドトキシンである。

細胞の中には、ロイコトキシンを持つものもいるが、これは白血球細胞に対する毒素である。また、微生物から出される酵素も、組織の様々な構成物を分解できるということが示されている。

初期のコロニー化

口腔内の細菌は、我々が生まれた時から死ぬ時まで存在する。それらは軟組織の歯肉、頰粘膜、舌に広がる。歯があると、歯面には歯肉縁上縁下のどちらにも細菌がコロニー化する。DNA塩基配列決定法を使った研究では、口腔内には2000種類の微生物が存在し得ることが示されている。

もし歯を失うと、いわゆる生態学的地位である歯面や歯肉溝も失われる。それらは、細菌種を増殖させる都合の良い場所であるのだ。

もしインプラントを外科的に顎骨内に植立すると、細菌が口腔内で生存できる新しい環境を作ることにもなる。細菌は、補綴物マージンや補綴物自体でも増殖できる。

歯、補綴物、インプラントは、細菌の見事な集合体がコロニー化するための面を提供している。細菌は歯面、補綴物表面、インプラント表面、歯肉や歯周ポケットの上皮表面、また、上皮が露出している場合は、その下の結合組織表面にまで、そして、これらの表面に付着する他の細菌にも付着できる。

<small>歯面は剥離しない</small>

身体の他の組織では、細胞表面は常に剥離して除去される。しかしながら、歯、補綴物、インプラントの表面は剥離して除去されることはない。よって、これらの表面に細菌が蓄積、増殖しやすくなるのである。

微生物は、歯やインプラントといった固定した表面で増殖する。そして、歯周組織の軟組織に常に近接することになる。このことが、これらの組織に対して脅威をもたらしている。

歯やインプラントと、歯肉の間のユニークなバリアのおかげで、組織破壊性のある歯周病は、結局のところ、稀な、または限局した疾患である。

歯やインプラントが、軟組織のバリアを貫通していることにより、多くの点で、微生物と宿主組織の関係性が複雑になっている。歯にコロニー化する細菌は、基本的に体外にあるとみなされる。そのことにより、体内での強力な防御メカニズムはあまり働かない。

新生児は口腔内に細菌を持つ

新生児の口腔内に最初にコロニー化する微生物叢は、母親の性器、口腔、皮膚に由来する。新生児には歯がないので、最初の微生物コロニーは、上皮に覆われた表面に付着する能力を持つものである。*Streptococcus salivarius* が、そのような生後1日以内に赤ちゃんの口腔内に確立する微生物である。ほとんどの新生児は、主にグラム陽性の通性微生物叢を持つ。しかしながら、嫌気性細菌が見つかることもある。

ペリクル

歯肉縁上プラーク

歯面を清掃した後、1分〜数分以内で、唾液中のタンパク質がハイドロキシアパタイト結晶に付着してペリクルを形成する。ペリクルは、唾液由来の糖タンパクが沈着することで歯面に蓄積する。そして、そのペリクルに微生物が付着する。歯面にコロニーを作る最初の細菌は、通常、グラム陽性、通性の球菌で、普通は連鎖球菌群や放線菌である。

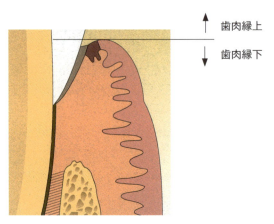

図6：3　歯肉縁上：歯肉ラインの上　歯肉縁下：歯肉ラインの下

初期の細菌コロニーの特徴は、歯面に対して一過性で不安定な付着である。時間が経つと、その付着はより強く壊れにくいものになる。細菌の細胞壁を覆うネバネバした物質が、ペリクルに細菌が付着することを助ける。

歯に蓄積する初期の細菌は、歯肉縁や咬合面の小窩裂溝に認められるが、平滑歯面でもわずかに認められることがある。

プラークの成長

以前は、プラーク表面に新しい細菌が付着することによって、プラークが成長すると考えられていた。現在では、固体表面に付着した細菌が最初に分裂することによって、プラークの厚みが増していくということが明らかである。

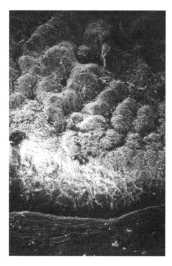

図6：4 走査型電子顕微鏡（SEM）で見た歯面の拡大写真。歯石が小さな丘のように見える。歯石の上には軟らかい被膜、つまり、細菌性プラークが成長している。写真の下部には、暗い溝のように見える歯肉ラインがある。

第1日目には、細菌コロニーは次第に分化して歯面を覆い、主に歯面に沿って広がっていく。歯面全体が覆われると、今度は歯面から離れる方向へ円柱型に増殖する。コロニーが密集して、近接するコロニーと場所や栄養の取り合いになるからである。

第3日目あたりでは、フィラメント状の糸状菌が球菌層の表面に認められる。1週間経つと、球菌は引き続き場所と栄養を求めて歯面へ近づく方向へ増殖する。その後、フィラメントがプラークの表面から内側へ入り込み始める。そうして次第に、球菌から実質的な糸状菌叢に置き換わっていく。このプロセスは、数週間続く。そして、糸状菌によってマットのように敷き詰められたコロニーから、円柱状のコロニーへと置き換わる。糸状菌は、コロニー表面に多少なりとも垂直方向に並ぶわけである。よって、軸付きトウモロコシのような形で細菌が蓄積する様子が、プラーク表面に認められる。この新しい構造をした組織は長い間変化せず、3週間～2ヶ月以上、歯肉縁上細菌性プラークの中に存在する。

歯肉縁下プラーク

微生物の層が分厚くなると、プラーク中の酸素が消費されて嫌気性生物に適した状態へと進展する。

炎症変化

縁上プラークが壊されずに成長すると、次第に近接の歯肉に軟組織の反応が生じる。数日間プラークの形成が破壊されずに続くと、歯肉縁に発赤や腫脹といった典型的な炎症変化が現れる。

嫌気性微生物叢

後者の変化（腫脹）により、歯肉溝が深くなって、仮性ポケットというものが形成される。これは、かなり嫌気的な環境を提供するので、嫌気性微生物叢が増殖する可能性がさらに増える。

6 歯周炎の微生物学

　歯肉縁下微生物叢の大部分は、グラム陰性嫌気性細菌の混合で成り、通常、グラム陽性である糸状微生物を取り囲む。

　歯肉溝の底は、接合上皮の表面で形成されている。接合上皮は、一方で歯面に付着し、もう一方で歯肉の結合組織に繋がる。接合上皮のこの部分は、細菌の攻撃や、機械的ダメージに晒されている。その機械的ダメージは、上皮細胞の間（細胞間隙）を離開させ、上皮の損傷に繋がる。このような変化が接合上皮全体に起こると、歯面の根尖側へ球状様の細胞（球状細胞）や桿菌が次第に集まる。根面に凹凸があると、プラーク微生物にとっては好都合で、そのような面に付着する可能性が高まる。

　接合上皮のダメージによって、露出したばかりの根面にコロニーを作っていくという細菌の強い性質のために、その溝（歯周ポケット）は次第に深くなる。これにより、歯肉縁上プラークが形成されてから 3-12週間すると、歯肉溝に特別な歯肉縁下微生物叢が確立しやすくなる。この叢は、多くの運動性細菌を含みながら、グラム陰性とグラム陽性の嫌気性菌で構成される。

　ほとんどの細菌は、今日、歯周病原性であると考えられている嫌気性のグラム陰性菌で、それらが主に存在しているのは、歯肉縁下部位である。

　歯肉縁下の計測によると、健康で浅い歯周ポケットには1000以上の細菌がいると示されている。歯周炎に罹患している深いポケットでは、100,000,000以上の細菌がいるだろう。通常、これらの細菌は、宿主（ヒト）と共存しているが、特別な環境下では、ある限られた細菌が歯周炎のような疾患を引き起こす。組織破壊性のある歯周病の発端となると考えられている細菌種は、10-30に限られている。

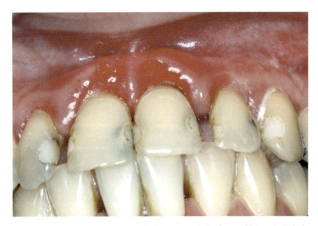

図6：5　ひどい炎症を起こした歯肉。腫脹、発赤があり、触れると易出血でブヨブヨとしている。

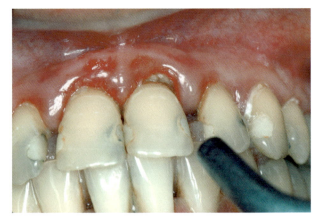

図6：6　歯周ポケット内に非常に注意深くエアをかけると、歯肉縁下プラークが認められる。ひどく腫脹してブヨブヨとした炎症歯肉が歯面から持ち上げられるためである。

グラム陰性桿菌

非特異的プラーク仮説

1950年代と1960年代に主流を占めていた仮説は、歯肉縁や歯周ポケット内のすべてのプラークが、歯肉炎や歯周炎を引き起こすというものだった。それは主に、ノルウェー・オスロの歯科大学にいた Jens Waerhaug とその同僚たちによって示された、プラーク量と歯周組織破壊の程度の間に関係があるということに由来していた。

その仮説は、ヒトでの臨床所見に基づくものだったが、イヌを使った実験的研究でも実証された。歯の周りに綿糸を巻くと、歯周ポケット内に多量の細菌が蓄積して、歯周支持組織が破壊されたのである。よって事実上、プラーク内のほとんど全種類の細菌が、組織破壊に寄与しているとみなされた。

すなわち、プラーク内の全細菌がこの疾患の進行に寄与し、プラークの総量が歯周組織の破壊に深く関わっているという主張には、科学的根拠があったのである。この考え方によって、治療処置は、日常的な口腔衛生習慣で全プラークを除去することだとされた。そして、歯周ポケットは外科術、特に歯肉切除術によって除去された。

非特異的プラーク仮説に基づくと、同量のプラークが付着している歯面ならば同様の歯周組織破壊が生じると仮定できるが、事実は違う。同様なプラーク量がありながら、ポケット形成や個人の歯周病進行は非常に多様である。よって疾患進行の程度の違いは、口腔内の様々な部位におけるプラーク構成によるのだろうと考えるのが妥当である。

続く数十年の間には(1970年代と1980年代)、微生物学的診断法が進歩し、より多くの細菌種が同定された。この進歩により、歯周病の発症・進行の原因として特定の微生物を示す方向に向かった(詳細については、参考文献リストにある、歯周感染症に関する Ellen V. G. Frandsen らの、2004年の優れたレビュー論文を参照していただきたい)。

特異的プラーク仮説

特に1980年代と1990年代に、特異的プラーク仮説が時流となった。新しい技術によって、プラークの複雑な微生物学的構造を示す可能性が増えたが、主に関心を集めたのは、グラム陰性桿菌の細菌種であった。多くの場合、_Actinobacillus actinomycetemcomitans_(現在は _Aggregatibacter actinomycetemcomitans_ に変更している)、_Porphyromonas gingivalis_、_Prevotella intermedia_ に焦点が当てられた。多くの科学論文で、歯周病罹患部位での、これらの細菌種の分布と数が報告された。

ある特定の細菌、または特定の数種の細菌が歯周病を引き起こすという考え方により、これらの細菌を除去するための治療が、明らかな目標になった。抗菌薬を使ってグラム陰性桿菌を取り除くという治療で的を絞ると、いくつかの研究により、そのような治療部位における疾患の持続的進行が止められたことを示すポジティブな結果が示された。

後になってから解るのだが、当時、特異的プラーク仮説が大方で人気があったのは、数種の細菌にしか焦点を当てていなかった、一面的な見方によるだろう。その裏で、歯周病の進行に他の細菌が与えている役割を見逃してしまっていたのである。

よって、特異的プラーク仮説では、特定の細菌が認められない部位でも、歯周病が進行するということを説明できなかった。

生態学的プラーク仮説

前出の2つのプラーク仮説、つまり、非特異的プラーク仮説と特異的プラーク仮説から、現在は生態学的プラーク仮説に移っている。

歯肉縁に細菌性プラークが蓄積することにより、歯肉炎が進行する。微生物叢の構成が明らかに変化し、通性嫌気性のグラム陽性細菌叢が主だった健康な状態が、より嫌気性でグラム陰性菌が増えた病的な状態へと変わる。

細菌叢が炎症に適応する

プラークの蓄積自体により、プラークの深層で嫌気性環境が作り出される。そして、歯肉炎という炎症によって、栄養に富む歯肉溝滲出液が滲み出てくる。この結果、嫌気的で富栄養化した環境を、より好むグラム陰性菌が微生物叢中の構成比を増やす。こういった微生物群は、口腔細菌中、最も病原性が高いとみなされる。

生態学的プラーク仮説では、いくつかの細菌が他の細菌より、病原性が高いとされる。それと同時に、病原性のある細菌種が有害なレベルにまで増殖するのには、プラークの蓄積と成長によって生じる環境変化が必須である。

それゆえに、口腔衛生習慣により日常的なプラークコントロールをすることは重要である。専門家による歯面清掃（PMTC）で歯周ポケットの歯肉縁下バイオフィルムを破壊することで、微生物叢が病原性のある構成に進展することを予防する。

生態学的プラーク仮説の考え方であっても、特定の関心が _A. actinomycetemcomitans_、_P. intermedia_、_P. gingivalis_ といった細菌種に向けられている。すべての患者において、いくつかの細菌種と歯周病の間にはっきりとした関係があることは明らかである。これらの細菌種は、疾患進行がある部位と、健康な歯肉溝がある部位の両方で分離されることがある。

広く受け入れられている考え方は、歯周病は複数菌による疾患であり、病原菌群（コンソーシア）によって組織破壊が引き起こされるというものである。歯周ポケットの中には、宿主がバランスを取れなくなるほどに微生物叢の構成が変化し、組織破壊に及ぶ状態を作り出す。

個々人の通常細菌叢の中で、ある細菌種は他の細菌種よりも病原性が高いというのが、生態学的プラーク仮説の一部である。これが、プラーク量に関わらず同じ人であっても、部位によって歯周組織の破壊程度が異なるということの説明になる。

歯周病と健康組織における様々な細菌種グループ（コンソーシア）と、その役割についての仮説は、米国ボストン、フォーサイス研究所のSigmund Socransky と彼の研究チームによって導かれた。

生態学的プラーク仮説のバリエーションの1つには、*Porphyromonas gingivalis* のような特定のキーになる細菌が、身体の防御と歯周ポケット底にコロニーを作る細菌との間のバランス、つまり、ホメオスタシスを崩してしまうという説がある。このような崩れは、毒素症といったアンバランスな状態を引き起こす可能性がある。それによって、通常は無害で宿主と共益な関係で存在している他の細菌が病原性を持ち、炎症反応を引き起こす。その結果、感受性の高い個人において組織破壊が起こる。これらのキーとなる細菌は、歯周ポケット内のマイクロバイオーム全体のわずかを占めるだけなのだが、バランスの崩れを引き起こすことができる。英語文献では、この仮説を通常、"Keystone pathogen-induced dysbiosis"と呼んでいるが、スウェーデン語に翻訳すると"ekologisk obalans orsakad av nyckelpatogener"（キーストーン病原体によって誘発される生態学的アンバランス）となる。

口腔内のマイクロバイオーム全体を解析する新しい方法により、歯周炎の進行に対する微生物の重要性についての我々の見解は、きっと変わるだろう。以前には注目されていなかったが、レッドコンプレックスの細菌として長く知られているものと同程度に歯周炎に強い関係がある菌が、16S DNA塩基配列決定法を使った研究で、いくつか見つかっている。そのような菌の例は *Filifactor alocis* や *Peptostreptococcus stomatis* である。

歯周炎の微生物学に関する仮説

プラーク仮説	微生物の原因	予防と治療	仮説が説明していないこと
非特異的	全プラーク	全体のプラークコントロール	1つの口腔内で歯周ポケットが様々に異なる
特異的	特定のプラーク	原因を抗菌薬で除去する	これらの特定細菌を含まないプラークの重要性。特定細菌が存在しない深い残存ポケットの重要性
生態学的	病原菌群（コンソーシア）と正常細菌叢の数と活動性。プラーク蓄積それ自体が病原性憎悪の前提条件である	病原性憎悪を予防するために全体のプラークをコントロールする	

Frandsen らによる（2004年のTandläkartidningen（スウェーデンの歯科雑誌））。

微生物学的検査と診断

細菌種を決定するために、いくつかの方法で微生物学的診断をすることができる。まず、感染が疑われる部位から試料を採取する。次に、それを微生物学検査室に送り、そこで様々な方法によって診断される。

限定部位でサンプリングし、通常は最も深い歯周ポケットから採取される。

サンプリングには、ペーパーポイントやキュレットを用いる。どんな方法であれ、重要なことはポケット底に到達することと、試料が歯肉縁上のプラークに汚染されないことである。

ペーパーポイントを何本か一緒に入れ、歯周ポケット内の内容物を短時間(20秒程度、または微生物学検査室が推奨する時間)で吸収させる。

培養
栄養寒天培地で増殖させて、微生物を分離し、抗菌薬の感受性を検査する。この方法の短所は、すべての細菌を増殖させることができないという点である。

顕微鏡を用いた検査
顕微鏡下では、培養できない細菌でも、安全に微生物の総量を決定できる。しかしながら、個別の細菌種を特定したり決定したりする能力は、非常に限られる。

ELISA
酵素結合免疫吸着法(ELISA)は、免疫学的な測定手法で、調べたい抗体または抗原を酵素でラベル付けする。この検査では、酵素が発色することによって感度を非常に高くし、抗原または抗体の存在を検出できる。しかしながら、既知の細菌を探すことしかできない。

分子生物学とバイオインフォマティクス
近代的な分析方法は、微生物のDNAを同定することに基づく。この方法は、非常に少量の細菌を検出することができるが、生きている細菌か死んでいる細菌かを区別することはできない。このような方法の1つが、DNAハイブリダイゼーションで、比較的速く、多くの異なる微生物を同定する。しかしながら、既知の微生物のみを把握して数量化し、未知の生物は見つけられない。

DNAシークエンシングは、もう1つの方法で、広く利用されてきている。この用法で、試料内の微生物の総数を調べられる。しかしながら、試料内に存在する生物を同定することはできない。それをするためには、シークエンスの結果を、特別なデータベースで得られる既知のDNA構造と照合する。これは、バイオインフォマティクスとして知られている手法である。

7 歯周炎と全身疾患

直接的な因果関係は決定されていない

口腔感染症と全身疾患の関係は、新しい分子学的手法と分析的疫学によって解明されてきている。この分野の研究を通して、歯科と医科が協力することが多くなり、口腔と全身の間の大きな溝に橋が架かろうとしている。

この章では、主に、歯周炎と心血管疾患や糖尿病の関係について焦点を当てる。最初に留意してもらいたいが、歯周炎と全身疾患の間には、直接的な因果関係は何も確立されていない。

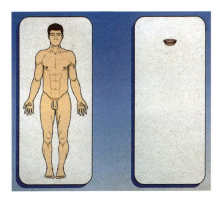

図7：1 医学や歯学の臨床、教育、法律、保険の分野で、しばしば口腔は全身と切り離して考えられる。

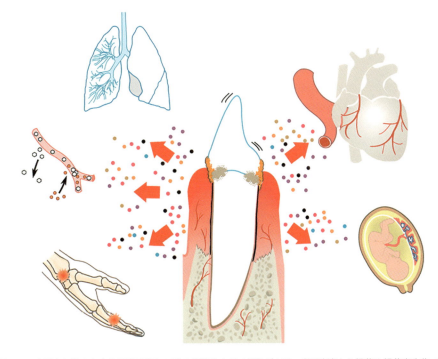

図7：2 歯周炎と様々な全身重要疾患との間の関連性を示す根拠がある。歯周病変から細菌や細菌産生物、炎症性メディエーターが放出し、血流中に広がる可能性がある。

歯周炎と心血管疾患

心血管疾患とは、心臓と大動脈、特に心臓、脳、下肢に向かうものに罹患する疾患をいう非特異的な用語である。

これらの疾患のほとんどは、アテローム性動脈硬化症（血管が硬くなる）の結果である。

米国と西ヨーロッパの死因の約50％は、直接・関接的にアテローム性動脈硬化症に由来し、血栓と心臓発作が最も多い合併症である。

アテローム性動脈硬化症は、いわゆるアテロームといわれる、血管壁に局所的な肥厚が持続的に生じることである。アテローム性動脈硬化症が進行すると、血管内の血流が減少する。進行したアテローム性動脈硬化症では、アテロームが破裂することがある。これが起こると、多くのプラークが流れて血液を固まらせ、血栓症として知られる血液が詰まる症状のハイリスクとなる。

慢性炎症

心血管疾患のリスク因子は、伝統的に、喫煙、肥満、座っていることが多い生活などとされ、これらが、この疾患のほとんどの場合の原因として説明できるが、それがすべてではない。よって、まだわかっていない他の因子があると考えられている。そのような因子の1つが長期的な慢性炎症であるかもしれない。歯周炎は、そのような寄与をする慢性炎症になっている可能性がある。

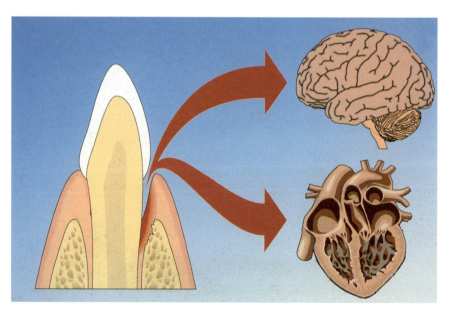

図7：3　歯周感染はアテローム性動脈硬化症のプロセスを加速させて血管に影響を与えているのだろう。明らかな因果関係については確立されていない。

歯周炎と心血管疾患の間に関係があるかどうかを調べた疫学調査が数多くある。中には関連性がないとする研究もあるが、ほとんどの研究では、そのような関連性が存在すると示している。多くの研究は、いわゆる症例対照研究（case control）で、心血管疾患のある患者と、健康な対照患者を比較して調べる。これらの研究のほとんどで、心血管疾患患者が、健康な人に比べて有意に歯周の健康を損ねていることが示されている。

他の研究では、被験者を長期間追跡調査している。これらの研究では、歯周炎患者は心臓病のリスクが、より高いと示している。これらの研究のまとめ、つまり、メタ分析によると、歯周炎患者は歯周炎でない人よりも、心血管疾患のなりやすさが20-50%高まると示されている。

心血管疾患のリスクが上昇

対立する結果があるとはいえ、ほとんどの研究において、歯周炎患者は、歯周が健康な人に比べて、心血管疾患の進行リスクが、より高いということが示唆されている。両疾患が、いかによく見かける疾患であるかを考慮すると、たとえ程度の小さなリスク上昇でも、多くの人々にとって大きな意味を持つ。

関連性についての説明

歯周炎と心血管疾患との関連性について、様々な説明が可能である。1つの説明としては、歯周炎と心血管疾患の両方になりやすい遺伝的性質があることである。遺伝的に強い炎症反応を示すために、両方の疾患を進行させるリスクを上げるということが考えられる。

共通リスクファクター

他の可能な説明としては、共通リスク因子があることである。特に喫煙は両方の疾患のリスクを上げる。疫学研究では既知のリスク因子を補正して調べられてはいるが、すべての因子を正しく測定して評価することは難しい。

これらの説明モデルからは、因果関係ではなく、共変動であることを意味している。もしそうならば、歯周炎は心血管疾患の重要なリスクマーカーといえるだろう。

また、歯肉における持続的な感染や炎症によって、アテローム性動脈硬化症の進行に拍車をかけるような微生物や他の物質が放出されており、それが他のリスク因子や遺伝的なりやすさに付随しているということも考えられる。

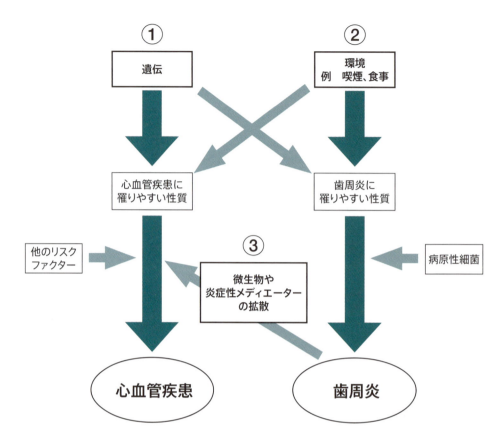

図7：4　遺伝、環境因子、感染が歯周炎と心血管疾患の共通リスクファクターである可能性がある。

　歯周炎を有する患者の血液を調べた研究では、しばしば、白血球、フィブリノーゲン、CRP（C反応性タンパク）の増加が認められる。これは、歯周炎が口腔以外の全身へ影響を与えているというサインである。

継続的な細菌の負荷

　歯肉縁下バイオフィルムは、全身にとって非常に大きな、かつ、絶え間ない細菌の負荷である。バイオフィルムは、LPS（リポポリサッカライド）およびその他のグラム陰性菌由来の物質が、常に新しく蓄えられる貯蔵庫となるのである。また、グラム陰性菌が生きたまま、歯肉縁下バイオフィルムから歯周組織や循環系にすぐにアクセスできるようになっている。

　1回のキュレッタージで、歯周ポケットからは、1億以上の細菌が得られる。通常、歯周病の病原体のすべてはグラム陰性菌で、LPSを豊富に含む小胞を分泌する。歯周ポケットができると、ポケット上皮が、バイオフィルムと結合組織の間のただ1つのバリアになる。その薄く、しばしば壊れている（潰瘍化している）上皮の列は、容易に突き抜けられる。そのために、細菌は、結合組織や血管へ、直にアクセスできる。よって、微生物は、循環系に入り込み、血管に影響を与える。

7 歯周炎と全身疾患

大きな創傷

　中等度から重度の歯周炎患者では、歯肉縁下バイオフィルムに接しているポケット上皮の総面積が約20 cm^{2}に及ぶ。これをわかりやすく言うと、この患者は、手のひらサイズの慢性的な傷を持っているのと同じことなのである。しかし、この傷は歯肉縁の下にあるので見えない。もし、身体の他の部位で、これと同じ程度の慢性創傷を患者が負っていたら、即座にそれに気づき、治療をするだろう。歯周組織の傷については、知られずに未治療のままであるというのがリスクである。

　かなりの量の生きているグラム陰性菌、LPS、その他の可溶性の細菌産生物質が、歯肉の結合組織に接して循環系へ頻繁に入り込んでいるということが明らかになっている。スケーリングやルートプレーニングといった処置によって、細菌や細菌産生物質が、血流中に容易に入っていく。このことはブラッシング、フロッシング、咀嚼時にさえも当てはまる。

　グラム陰性菌やLPSが全身へ入ると、血管内で深刻な反応が生じ得る。これらの反応には、血管壁での炎症細胞の浸潤、血管内での平滑筋細胞の増殖、血中脂質の変性、血管内凝固がある。

口腔細菌が動脈プラークの中に

　動脈プラークの組織学的研究で、口腔細菌の存在が認められている。それらはよく知られた歯周病原細菌の _Porphyromonas gingivalis_ や _Aggregatibacter actinomycetemcomitans_ である。傷ついた血管壁に細菌が存在していても、それが血管の損傷を起こした原因であるかは明らかではない。

炎症性メディエーターの拡散

　血中に拡散できるのは、細菌や細菌産生物質だけではなく、サイトカインなどの炎症性メディエーターもある。炎症性メディエーターは、歯周組織における身体の炎症反応の一部として放出される。最もよく研究されているサイトカインは、インターロイキン-1βと、腫瘍壊死因子-αである。これら2つは、アテローム性動脈硬化症の進行を促すという特徴を持つ。脂質分解を阻害することもできるため、高コレステロールに寄与している。また、血管壁に並ぶ細胞、つまり、内皮細胞を活性化することもでき、これもアテローム性動脈硬化症の進行を促す。

心血管疾患と歯周治療

　重要ポイントは、現在の研究では、歯周炎が心血管疾患を発症させたり悪化させたりするということを、明確に示してはいないということだ。しかしながら、数多くの研究で、歯周治療が心血管疾患の既知のリスクマーカーに影響を与えているという可能性を示している。そのような研究のほとんどは、歯周治療のCRP（C反応性タンパク）の血中濃度への影響を調べている。2014年のメタ分析では、歯周炎への治療で、CRPおよびフィブリノーゲンの血中濃度が下がる可能性を示した。両方とも全身に炎症があることを示す指標である。その治療は、炎症性サイトカインであるインターロイキン6（IL-6）と、腫瘍壊死因子α（TNF-α）の濃度も下げた。いくつかの研究では、歯周炎以外の疾患を持っていない健康な患者において歯周治療をすると、血中脂質濃度に良い影響を与える可能性も示した。歯周治療が全身の炎症反応を軽減することは確立できるが、治療によって、実際に心臓発作や脳出血といった心血管疾患のリスクを下げるということを示した研究はない。

患者への情報

　米国歯周病学会（AAP）は、次のような推奨を出している（翻訳は本著者と翻訳者による）：

　「患者とその介護者は、アテローム性動脈硬化症に関する疾患の発症と進行に対して、歯周炎の治療が影響を与えることができると知らされるべきである。

　この考え方の根拠は、以下の通りである：
1) 歯周炎と心血管疾患の関連性にある強さと一貫性
2) 良好な口腔の健康から得られる恩恵に対する総合的な考慮
3) 歯周炎の治療に関するリスクは、無視できる程度 」

　スウェーデンのガイドラインは、まだ出ていない。

　ただ、慢性歯周炎が、患者の心臓疾患や脳梗塞を進行させるリスクがあるという科学的根拠には、まだ議論の余地があると結論できるだろう（スウェーデン医療技術評価委員会SBU報告書169）。

歯周炎と糖尿病

歯周炎の発症が上昇

　長い間、歯周炎と糖尿病との関係について議論されてきた。科学論文では、相反する結果が出ている。ほとんどの研究では、糖尿病患者は、健康な人に比べて、歯周病の発症率が上がるということを示している。しかしながら、他の論文では、そのような関係はないとしている。より大規模で洗練された診断方法を用いれば、糖尿病患者が、健康なコントロール群に比べて、歯周炎の発症率が上がるということを、明らかにできるだろう。

　血糖値レベルが不安定な糖尿病患者では、歯周炎は、より広範に及ぶ。血糖値レベルが安定している糖尿病患者は、代謝コントロールが悪い糖尿病患者に比べて、歯周病が重症化しない。

合併症

　最近では、糖尿病患者への効果的な歯周炎コントロールは、血糖値レベルを、より安定させる状態にできることも示唆されている。このことから、歯周炎があると、すでに存在している糖尿病を悪化させるのではないかと想像できる。

　糖尿病は、ホルモンであるインスリンが不足することによって生じ、よく認められる慢性代謝疾患である。I型糖尿病は、膵臓のランゲルハンス島にある$β$細胞で、インスリン産生の能力が低下することによって起こる。そのことでインスリン不足が生じ、注射やインスリンポンプを使ってインスリンを補わなければならない。I型糖尿病は、少し誤解を招くような呼称だが、インスリン依存型糖尿病（または IDDM、Insulin Dependent Diabetes Mellitus）と呼ばれることがある。

　II型糖尿病（または NIDDM、Non Insulin Dependent Diabetes Mellitus、インスリン非依存型糖尿病）では、インスリンに対する感受性が低下してインスリンレベルが必要なレベルまで到達しなくなる。

　糖尿病は、小児や若年者で増加している。スウェーデン人の約4％が糖尿病に罹患しており、そのうちの85-90％がII型糖尿病である。糖尿病患者は、糖尿病でない患者に比べて、冠動脈性心疾患のリスクが3倍高くなる。冠動脈性心疾患は、糖尿病患者の半数以上の死因である。心血管疾患を有するII型糖尿病患者は、心臓発作のリスクが約50％高まり、死亡率が2倍になる。

　急性感染症は、患者の内分泌代謝疾患に影響を与え、血糖値レベルをコントロールするのが難しくなる。細菌感染症により、インスリンでコントロールされている骨格筋での正常な血糖の取り込みが低下してしまう。サイトカイン TNF-$α$と IL-1$β$は、インスリン抵抗性を上げてしまい、インスリンの効力を減弱させる。

グラム陰性菌による歯周組織の慢性感染症は、インスリン抵抗性を上げる原因になると考えられている。それによって糖レベルに変化が生じ、糖尿病の代謝コントロールが、より難しくなる。高血糖症（血糖値が上がること）が長期にわたることは、目、腎臓、神経に障害を及ぼす合併症の発症の重要な因子となる。

歯周病治療と糖尿病

歯周炎の治療で糖尿病を改善することができるのだろうか？ この疑問は目新しいものではない。糖尿病患者に対する歯周炎の治療、つまり、標準的な非外科的治療でも、抗菌薬投与と組み合わせた外科的治療でも、血糖レベルに対して効果があるということを示す研究がある。

一方、反対の結果、つまり、歯周治療が成功していても糖尿病には効果がないということを示す研究もある。歯周炎の治療が、糖尿病患者の血糖コントロールを改善できると示した研究の中には、抗菌薬が使われている。

科学論文の質を評価したシステマティック・レビューを出版しているコクラン共同研究では、歯周治療がⅡ型糖尿病患者に対して長期間にわたる血糖値レベル（HbA1c）への効果があるかどうかを、2010年に報告した。そのまとめでは、抗菌薬の有無に関わらず、非外科的歯周治療が3ヶ月後にHbA1cを0.4％下げるという、小さいが統計学的有意差のあることを示した。この減少は、かなり小さいものの、長期的な血糖コントロールは、他の糖尿病関連合併症の進行のリスクに非常に重要なので、歯周病治療は、糖尿病患者にとても意義深いことになるだろう。

歯周病治療で歯肉縁下細菌叢が有意に減少することで、血糖コントロールに大きな効果をもたらす可能性はあるだろう。これを明らかにするさらなる研究、そして、本当に歯周炎の治療が、糖尿病患者の血糖コントロールを向上させるという証明をするための、さらなる研究が必要である。しかしながら、糖尿病が標準的な歯周炎の治療によく応答することは明らかである。

サポーティブセラピー

歯周炎と糖尿病の間の強い関係から、糖尿病患者に、歯周炎の精密な治療と適切なサポーティブセラピーを提供する必要性は明白である。

歯周炎と早産

　WHOによると、37週の終わりまでに赤ちゃんが生まれることを早産（preterm birth、PTB）という。2500グラム未満で生まれた赤ちゃんは、「出生時低体重」であるとされる。母親の歯周炎と、早産や低体重児の関係については、過去10年間にわたって多くの研究によって調べられてきた。

　歯周炎と、早産や低体重児の関係に関する研究を集めたメタ分析によると、妊娠中に歯周炎に罹患している女性は、2-4倍リスクが高くなる。しかしながら、歯周炎の治療が、そのリスクを下げるのか否かについては議論のあるところである。いくつかの研究では、効果があるとしているが、ほとんどの研究では、リスク軽減は示されていない。

　また、全く関係がないと示す同様の研究もある。SBU（スウェーデン医療技術評価委員会）は、慢性歯周炎に関する報告書の中で次のように述べている。「女性の慢性歯周炎と、早産や低体重児の間の関係についての科学的エビデンスは議論のあるところで、不十分である（SBU報告書169、参考文献を参照）。」

歯周炎と関係があり得る他の疾患や状態

肥満／過体重

　肥満（BMIが25を超える）と歯周炎の関係について調べたほとんどすべての研究で、正の相関性を示している。最近（2014年）のメタ分析では、肥満と歯周炎の間で、統計学的に有意な正の関係が存在すると報告された。肥満の人は、普通体重の人に比べて約35％多く歯周炎に罹患していた。同じ研究で肥満（BMI 30以上）の人は、臨床的アタッチメントロスが、より認められ、歯周炎患者はBMIが、より高いということも示した。この関連性のメカニズムについては明らかではない。2015年に報告された遺伝学的研究では、肥満に関与する遺伝子と臨床的な歯周炎の間に何の関係も認められなかった。これは、歯周炎や肥満に関与する他の因子が、この2つの関係に寄与しているということを示しているのだろう。

腎不全

　慢性腎疾患の発症率は、先進国で増加している。歯周炎の発症率は、普通の母集団に比べて腎疾患患者で、より高い。腎疾患治療薬で使われる様々なカルシウム阻害剤によって、歯肉増殖を誘発する場合がある。数多くの研究で、重症腎臓疾患患者には、プラーク、歯石、歯肉炎がより多いということも示されている。

　歯周炎が腎疾患を発症・進行させるのかどうかについては明らかではないが、腎疾患患者のうち、歯周炎のない人に比べて歯周炎のある人は、死亡率が、より高くなることを示す研究はある。

腎疾患患者は、心血管疾患で死亡するリスクが非常に高い。心血管疾患と全身の炎症の間の明らかな関係と、そのような炎症反応を歯周炎が引き起こすリスクを考慮すると（60ページの「歯周炎と心血管疾患」を参照）、腎疾患患者の歯周健康を最適な方法で維持することは、とても重要である。

骨粗鬆症

残存歯数と骨粗鬆症の間の関連性を調査したほとんどの研究で、骨粗鬆症患者は、健康なコントロール群に比べて、残存歯数が少ないということが示されている。歯周状態と骨粗鬆症との関係を調べた研究では、その関係は、それほど明らかではない。入手できる研究のうち半分は、歯槽骨の高さや臨床的アタッチメントレベルと、骨粗鬆症の間に関連性があると示し、残りの半数は、そのような関連性を示すことができなかった。骨粗鬆症患者の歯牙喪失が、健康な人より多く歯周炎由来で起こっているのか、それとも、歯牙喪失は他の原因によるものなのかということは、未解決の問題であるとみなされる。

リウマチ

数多くの研究によって、関節リウマチがない患者に比べて、関節リウマチ患者の方に、歯周炎が、より多いということが示されている。この背後にある理由については、まだ解明されていないが、最近報告されたいくつかの研究で、グラム陰性嫌気性菌の *Porphyromonas gingivalis* が、重要な役割を果たしている可能性を示唆している。

このようなリウマチの状態と、歯周炎の間の関係に、共通のメカニズムがあるかどうかについては、まだ明らかになっていない。そのメカニズムは解明されていないものの、このような関連性があること自体が、リウマチ患者の歯周の健康を注意深く管理し、可能な限り良好な口腔保健を維持させるべきだということの十分な理由になる。個人の患者に合ったサポーティブセラピー計画は、疾患の負荷が増している患者にとって、特に重要であろう。

8 臨床記録と診断

歯面数

歯周炎は局所的疾患であり、限局部位だけにできることがよくあるので、活動性疾患のある部位を見つけるために、不足のないよう記録することが重要であろう。よって、通常、臨床記録は各歯4-6点を記録する。

- 4点 – 頬側の近心、頬側、舌側、頬側の遠心
- 6点 – 頬側の近心、頬側の中央、頬側の遠心、舌側の近心、舌側の中央、舌側の遠心

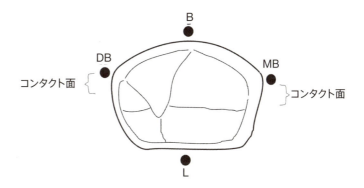

図8：1　4面の記録をする場合の測定部位

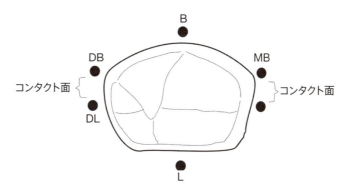

図8：2　6面の記録をする場合の測定部位

プラークインデックス

プラークの分布と量を計算するために、1964年に Silness と Löe が新しいプラークインデックス（PlI）を開発した。前述の歯面において、歯肉縁に沿って付着しているプラークのみを記録する。そして、歯面単位、歯単位、歯のグループ単位、顎単位、一口腔単位のプラークインデックスを使い分けられる。

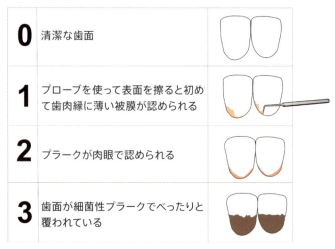

図8:3 SilnessとLöeによる分類方法であるプラークインデックス(PlI)

プラークインデックス0（PlI 0）：清潔な歯面。

プラークインデックス1（PlI 1）：歯面は清潔に見えるが、歯肉縁に直線型のプローブを使うと、プラークがあることがわかる。

プラークインデックス2（PlI 2）：プラークが肉眼で認められる。

プラークインデックス3（PlI 3）：歯面が細菌性プラークでべったりと覆われている。

歯科医院では、もっと簡単なVPI(visual plaque index)という、各歯面にプラークがあるかないかを示す指標がよく使われる。この指標では、プラークのある歯面の割合を示す。

28歯ある患者では、全部で 4×28＝112歯面が対象になる。もし、これらの歯面のうち、56歯面にプラークが存在していれば、プラークの存在率は 56/112×100＝50% である。

ジンジバルインデックス

ジンジバルインデックス（GI）は、歯肉の炎症の重症度を計測して、4歯面に対応する歯肉の部位の炎症を表現するために1963年にLöeとSilnessによって開発された。GIは各部位（頬側の遠心の歯肉乳頭、頬側の歯肉縁、頬側の近心の歯肉乳頭、舌側の全体の歯肉縁）を単位として評価する。この4部位すべてについて、0-3のGI値を与える。それから、歯単位、歯のグループ単位、顎単位、一口腔単位のGIを報告するために、それらの値を足して合計歯面数で割る。

ジンジバルインデックス 0（GI 0）：完全に健康で、正常な歯肉。

ジンジバルインデックス 1（GI 1）：軽度の炎症、わずかな色調の変化、軽度の腫脹、プロービング時の出血なし。

ジンジバルインデックス 2（GI 2）：中等度の炎症を起こした歯肉で、歯肉は赤く腫脹し、プロービングによって易出血。

ジンジバルインデックス 3（GI 3）：重度の炎症、赤から紫がかった色の歯肉を認め、歯肉縁は肥厚し、自然出血の傾向や潰瘍形成がある。

歯石

歯肉縁上歯石のある部位を歯面単位、または歯単位で記録する。歯肉縁下歯石は、臨床診査では見つけ難いことがよくある。X線診によって、隣接面の縁下歯石を見つけることができる。

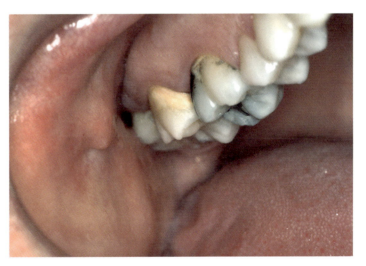

図8：4　上顎右側第二大臼歯の頬側に黄色い歯肉縁上歯石（唾液由来）が認められる。唾液由来の歯石は石灰化した細菌性プラークから成る。唾液の無機物が石灰化に寄与する。大きな耳下腺の開口部が頬側に盛り上がって認められる。

ブリーディングインデックス

炎症の徴候

プロービング時の出血（Bleeding on Probing、BOP）は、歯周組織における炎症の徴候としてみなされる。健康な歯肉ではプロービング時に出血しない。歯周ポケット底へ軽い力でプロービングしてプローブを取り出し、約10秒以内に出血が認められると、それを炎症の徴候とする。出血は、1歯に対して4または6点で、出血がある（＝1）、出血がない（＝0）を記録する。ブリーディングインデックス（BlI）は、検査した歯面数に対する出血部位数の割合として計算する。

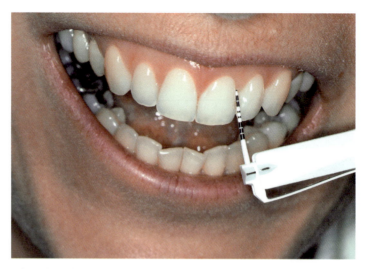

図8：5 ブリーディングインデックスを記録するには軽い圧力（25g）で行なう。このプローブは弾力性のあるアームが付いていて圧力をコントロールしながら記録することが可能である。

プロービング時の出血がないということは、歯周組織が安定しているという良いインディケータになる。

軽い力によるプロービング

軽い力でプロービングすることが大切で、さもなければ、健康な歯肉溝でも出血させてしまう可能性がある。研究によると、25g（実際には0.25N、ニュートン）に相当するプロービング圧が、出血を調べるのに適切であるとされている。25gのプロービング圧が、どのくらいなのかを理解するために、プローブを計量器の上皿に押し当ててみるとよい。

歯周ポケット内の膿

死んだ、または死にかけている白血球

歯周ポケット内の膿瘍（膿）は、死んだ、または死にかけている白血球の蓄積によるもので、歯肉縁下プラークと接合上皮の間に貯まる。プローブをポケットの奥深くに入れ込むと、膿が歯肉縁に沿って染み出してくる。

歯周ポケットから出た膿は、口腔内で患者にとって不快な味として認識される。

排膿があれば、チャート上で該当する歯または歯面に記録する。

ポケット深さ

　歯周ポケットの深さ(PPD)は、歯肉縁からプローブで測定した場合のポケット底までの距離を、ミリメートルで記録する。PPDは、Probing Pocket Depthの略称で、スウェーデン語では sonderbart fickdjup(プロービングポケット深さ)という。臨床的に測定されたプロービングポケット深さと組織学的な(真の)ポケット深さを区別するために、"sonderbart"、または英語の略称であるPPDを添え書きする。

測定は影響を受ける可能性

　測定には、いくつかのファクターが影響を与える。それらは、プロービング圧、プローブの直径、組織の炎症程度である。

　比較できるような結果を得るために、適切に同じ圧力でプロービングすることが大切である。プロービング圧50gで、プローブが歯周炎患者の歯周ポケット底に到達でき、信頼できる結果が得られるとみなされている。健康な歯肉溝内を出血させないよう、注意深くプロービング圧をかけることに留意する。

　プローブの直径は、プローブが歯周ポケットに、どのくらい深く入るかに影響する。測定用プローブは、通常、先端の直径が0.4-0.6mmである。

弱い力によるプロービング

　健康な歯肉は、歯にぴったりと密接している。そのため、控えめの圧力で抵抗を避けると、ポケット測定用プローブが本当の歯周ポケット底に到達しないで、上皮の根尖側の底の上方、約0.5-1.0mmのところでとどまる。よって、実際のポケット深さより、<u>小さめの値</u>を記録することになる。

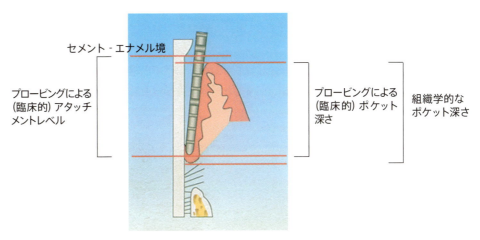

図8：6　臨床記録でポケット深さを測定する場合、"真の"歯周ポケット深さを正確に測定することは、通常、不可能である。(組織学的な)組織切片でしか、接合上皮がどこで終わり、結合組織付着がどこで始まるのかを決定できない。

反対に、炎症がある場合は、組織が緩くなっているため、プローブ先端が上皮の根尖側の底の奥まで突き抜け、炎症結合組織の約0.5-1.0mmまで入ってしまう。この時、実際の歯周ポケット深さより、<u>大きめの値</u>を記録することになる。

よって、同じ歯面でも、病的な状態と健康な状態の時にプロービングをすると、約2mmの誤差が生じる可能性がある。

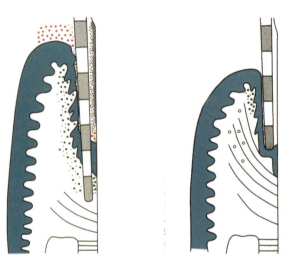

図8:7 治療前に組織の炎症程度が変化することがしばしば起こる。プローブは接合上皮を容易に根尖側へ突き抜け、結合組織周囲の中へ入っていく。治療後、健康的な歯肉のポケットでは、歯周組織は引き締まる。プローブは接合上皮の根尖側先端まで届かない。

最も深いポケットを記録

ポケット深さは、目盛りのついたプローブを使って、ミリメートル(mm)単位で計測する。歯の周りを複数箇所プロービングして、それぞれの部位の最も深い歯周ポケットを記録するのだが、それを1歯当たり4点または6点の部位で行なって記録する。

ポケット深さが3mm以下で正常値とみなされることが多いので、4mm以上の値のみ記録する。そうすると記録用紙は、より読みやすくなる。

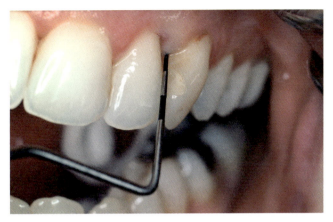

図8：8　歯周ポケット深さと出血の有無を記録するためのプローブ。上顎右側犬歯近心の深い歯周ポケットを測定している。プローブはポケット深さを読みやすくするために色分けしてある。

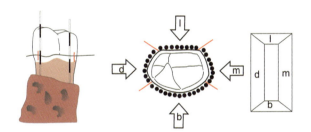

図8：9　ポケット深さを4点法で計測。それぞれの領域でプローブを上下しながら動かし、最も深い部位を見つける。

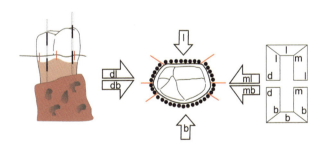

図8：10　ポケット深さを6点法で計測。歯の周りのそれぞれの領域で最も深い歯周ポケットのみ記録する。

プロービングをすることが、持続的な歯周組織喪失の予測方法として使えるかどうかを決める科学的根拠は十分ではない（SBU報告書169）。

歯周ポケットプロービングシステム

歯周ポケットの記録をやりやすくするために、また測定誤差を少なくするために、測定圧力を規格化してマイクロコンピュータに接続できる歯周ポケットプロービングシステムがある。研究によると、手で測っても電子的に測っても、精度は同様であった。歯周ポケットプロービングシステムは主に研究目的で使用されている。

接続されたコンピュータは、過去に測った数回の計測値と自動的に比較し、その部位に、組織喪失が継続しているのか、またはアタッチメントが獲得された治癒があるのかを示すことができる。

臨床的アタッチメントレベル

臨床的アタッチメントレベルは、ある固定点からポケット底までの距離をミリメートルで記録する。しばしば英語の略称でPAL（Probing Attachment Level）またはAL（Attachment Level）を用いる。歯周ポケット深さは、必ずしも真の歯周支持組織喪失を表すわけではない。歯肉縁が徐々に退縮すると（歯肉退縮）、歯周支持組織がひどく喪失していても、ポケットは浅くなり得る。時には、支持組織の喪失が付随していなくても、歯肉がひどく腫脹することもある（仮性ポケット）。

臨床的アタッチメントレベルを記録するために、歯肉縁を基準にして測定しないことは理にかなっている。その代わり、歯に固定点を設ける。たとえば、セメント-エナメル境、クラウンのマージン、この目的のために作られた特別なプラスチック片などである。

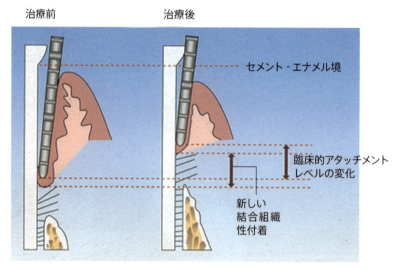

図8：11　臨床的アタッチメントレベルを測定するために、セメント-エナメル境のような固定した参照点を使う。

歯の動揺

通常、歯は歯槽骨内で、ある程度動揺する。歯根膜があるために、歯は歯槽骨内の骨壁の間で動くことができる。これを歯の生理的動揺という。

咬合時に過剰な負荷にさらされる（例：高い充填物やクラウン）、または歯科矯正などで、歯の動揺度が増す可能性がある。そのような場合、歯槽骨内の骨壁に変化が起こり、歯根膜の幅が広くなる。X線写真上では、歯根膜腔が広くなって見えることがある。

病的な歯の動揺

歯周炎があると、支持組織が喪失して歯槽骨内の歯根を支えられなくなるために、歯の動揺度が増す。これを歯の病的動揺という。歯根膜の炎症がひどくなると、歯の周りの支持組織がより失われ、歯の動揺度はさらに増す。

記録

歯の動揺度は、適切なインスツルメントを歯に押し当てて記録する。自分の指を直接使ってはいけない。指の弾力で歯の動揺度の程度がマスクされてしまうからである。

歯の動揺度は3段階に分けられる。

動揺度1：
水平的動揺 1mm以下

動揺度2：
水平的動揺 1mm以上

動揺度3：
歯が垂直的に動揺する

顎骨の変化

顎骨の高さや骨縁の様相を、X線写真で評価する。

X線写真分析

パノラマX線写真で、骨喪失が過小評価されると示す科学的根拠が、限られてはいるが存在する。

一定間隔で定期的にX線診をすることは適切ではない。なぜなら骨喪失の進行は、ほとんどの人のほとんどの歯面で、ゆっくりと進むからである。咬翼法や口内法で骨縁に小さな変化（1mm未満）が経時的に認められても、その信頼性は低い。ポケット深さの増加といった臨床所見を見て、X線診の実施を選択する基準にすべきである（SBU報告書169）。

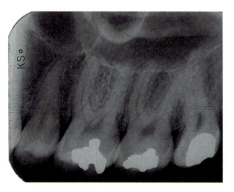

図8：12　骨喪失が認められない上顎左側側方歯のX線写真。

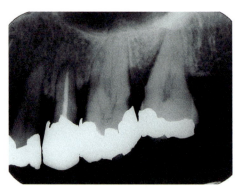

図8：13　異なる個人の同じ部位だが、広範な歯槽骨喪失が認められる。また、オーバーハングもあることに注意。根面には歯石が認められる。

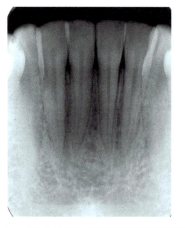

図8：14　骨喪失が認められない下顎前歯のX線写真。

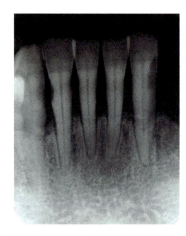

図8：15　同じ部位だが、実質的な骨喪失が認められる。

歯の前後、つまり、頬舌側に位置する構造の読影は困難なことが多い。歯周炎罹患中の骨変化を適切に評価するためには、臨床診査とX線写真の所見を組み合わせることが重要である。

X線写真は、通常、コンピュータに直接送られる。もしX線写真が、異なる検査でも正確に同じ方法で撮影されたら、そのコンピュータが、2枚またはそれ以上の写真を比較し、変化のある部位のみを示すことができる。いわゆるサブトラクション法である。

骨欠損

局所的骨喪失

骨欠損とは、歯または歯面に対応する骨が、局所的に喪失することである。骨欠損の底が、周囲の骨縁より根尖側に位置する場合、垂直性骨欠損が形成されている。

骨欠損には、欠損を取り囲む骨壁の数により、1壁性、2壁性、3壁性がある。

*1壁性骨欠損*は、欠損を取り囲む骨壁の数が1面である。他は1面が歯根、2面が軟組織で囲まれている。

*2壁性骨欠損*は、欠損を取り囲む骨壁の数が2面である。他は1面が歯根、1面が軟組織で囲まれている。

*3壁性骨欠損*は、欠損を取り囲む骨壁の数が3面である。4番目の壁は歯根面である。

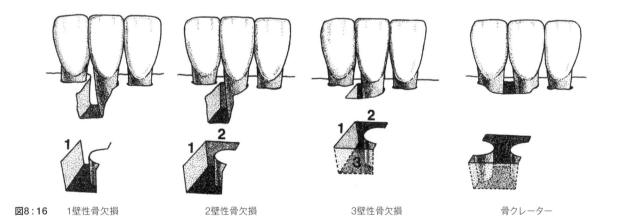

図8：16　　1壁性骨欠損　　　　　　2壁性骨欠損　　　　　　3壁性骨欠損　　　　　　骨クレーター

1つの骨欠損に異なる欠損型が混在することが普通である。歯冠側では1壁性、根尖側に向かうまでの間は2壁性、根尖側で3壁性という場合もあるかもしれない。

骨クレーター

骨欠損が、頬側と舌側の骨壁と、隣在する2歯の歯根面に囲まれている場合、その欠損をクレーター状骨欠損（訳注：原著では直訳すると隣接クレーター）と呼ぶ。

根分岐部病変

多根歯に歯周炎が進行して、根と根の間の分岐部に組織破壊が及ぶと、根分岐部病変が生じる。骨欠損とアタッチメントロスが、根尖側の根面だけでなく、歯根の間で水平的に進行した結果生じる。

分岐部の臨床診査には、通常の計測用プローブや湾曲したプローブを使用する。特に、上顎大臼歯の隣接面の分岐部病変を測定するのは困難である。臨床診査は、必ずX線診で補う。

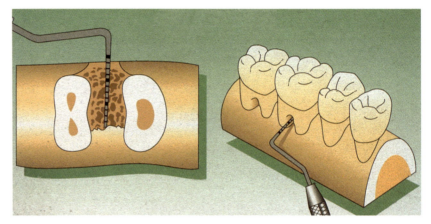

図8:17 根分岐部病変Ⅱ度

根分岐部病変は、歯周組織の喪失程度によって次のように分類する：

Ⅰ度：初期の分岐部病変
プロービングすると分岐部の開口部が認められる。支持組織の水平的喪失が分岐部の歯冠幅径の1/3未満。X線写真上では、骨吸収が認められない。

Ⅱ度：部分的な分岐部病変
プロービングで分岐部が認められ、プローブが分岐部内へ到達できる。支持組織の水平的喪失が、分岐部の歯冠幅径の1/3を超える。X線写真上で骨喪失が認められることが多い。

Ⅲ度：貫通する分岐部病変
プローブが完全に分岐部を貫通できる。通常、X線写真上で骨喪失が明らかである。

診断

診断(diagnos)という言葉は、検査する、評価するという意味のギリシア語 diagnosis に由来する。通常、診断とは特定の疾患を*識別*、*定義*、*表現*することである。診断は、その患者についての解釈と、記録されたデータの集積に基づき、焦点を当てた特定の治療を選択するための根拠になる。

1999年に導入された分類法(23ページを参照)は、患者単位の歯周状態を全体的に描出する。しかしながら、個々の歯を単位として診断するシステムも、未だに使われている。

診断	基準
0 = 臨床的、X線的に健康な歯周組織	
1 = 歯肉炎	歯肉炎
2 = 軽症な歯周炎　骨吸収が歯根長1/3未満	水平的骨吸収
3 = 重症な歯周炎　骨吸収が歯根長1/3以上	水平的骨吸収
4 = 複雑な歯周炎	1.垂直的骨吸収 　骨欠損 　クレーター状骨欠損 2.分岐部病変II度またはIII度 3.動揺度3

9 歯周病の予防と治療

予防と歯肉炎治療

細菌性プラークが、歯肉炎を起こす。歯周組織が破壊される疾患の発症と進行は、歯肉炎から始まる。

細菌の広がり

臨床研究で、細菌性プラークは24時間以内に、すでに臨床的に認められる程度に形成できることが示されている。このプラークは、最初に歯肉縁に認められ、それから歯面へと成長していく。しっかりとした歯面清掃をしなければ、プラークの厚みと広がりが増加し、1週間後に最大に達する。この時期以降は、細菌性プラークの厚みに有意な変化は認められなくなる。

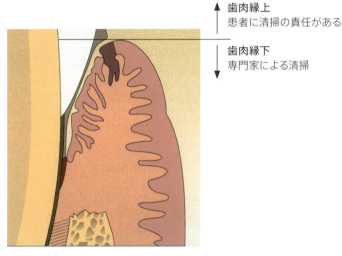

図9:1 口腔衛生と清掃に対する異なる「責任」。

咀嚼の影響

歯面への広がりについては、個人差があり、同じ個人でも歯によって違う。おそらく、咀嚼習慣の違いや、頬、口唇、舌の歯面に対する動きの違いによるのだろう。

よって、咀嚼はプラークの広がりに、何らかの影響を与えているのだろうが、歯と歯肉の間では、どんな咀嚼方法であれ、何を咀嚼するのであれ、除去されることはない。

ドライマウス ‐ プラーク量が増加

細菌性プラークの発現と組織への停滞に対する唾液の重要性については、まだ十分に解明されていない。ドライマウス（口腔乾燥症）があると、プラーク量は増加する。よって、唾液の成分や量が、微生物叢に影響を与えるという可能性はある。多くの薬剤が投薬中に唾液量の減少を引き起こす。

叢生、歯面の粗造性、不良充填物、クラウンのマージンに、食片や細菌は容易に蓄積し、それが細菌性プラークの増加に繋がる。

そのような歯面では自浄作用が限られる。もし細菌性プラークのコントロールをすべきだとされたら、積極的な口腔衛生処置を実施しなければならない。

機械的な口腔衛生処置方法

ブラッシングや他の方法で機械的にプラークを除去することは、ほとんどの人が日常習慣にしている。どのくらいの頻度、どのくらいの時間、どのような方法で歯磨きをするかには、大きな個人差がある。多くの人は咬合面、頬側面、舌側面をブラッシングすることを習慣にしているが、歯と歯の間、つまり、歯間部分に時間をかけたり注意を払ったりすることは、それほど一般的ではない。

情報提供やトレーニングプログラムの実施

口腔衛生処置法は、しっかりと確立された習慣になってしまっていることから、変更させるのが難しい場合が多い。よって、歯ブラシに加えた他の器具（デンタルフロス、トゥースピック、歯間ブラシなど）を紹介して、良い形でフォローアップするためには、個別の情報提供やトレーニングプログラムを実施する必要がある。

電動歯ブラシの優位性

場合によって、電動歯ブラシが推奨される。調査によると、プラーク除去能力は、振動式電動ブラシの方が、通常の歯ブラシに比べて、わずかに優れている。特に、ある障害を持つ人や、手や腕の動きが不自由な人にとっては、電動歯ブラシは非常に価値がある。

すべての人にとって良い口腔衛生を確立・維持できる標準的な方法や、たった1つの器具というものはない。

ブラッシングの頻度と歯肉の健康の間に関係があるのかどうかは、科学的には明らかではない。1日に1回、2回、またはそれ以上歯を磨きましょうという勧告は、知識よりは伝統的なものに基づいている。

確実さが数より重要

プラークの成長と歯肉炎について、我々が得ている知識によると、おそらく1日に数回不完全な清掃をするよりは、もっと少ない回数でも、完全な清掃をすることの方が重要であろう。

良い口腔衛生と専門家によるコントロールは良い口腔保健を確実にする

適切な情報や口腔衛生補助器具の使用方法を教えられ、よく動機づけされた患者ならば、効果的なプラークコントロールを達成することができる。もし患者自身の口腔衛生処置方法が満足のいくもので、必要に応じて専門家によるコントロールと予防処置が組み合わされているのなら、歯肉の健康を維持し、歯周支持組織の喪失を予防することは可能である。

化学的プラークコントロール

機械的プラークコントロールだけでは、歯から細菌性プラークを除去し続けることは難しい。よって、デンタルプラークをコントロールするための化学的方法を見つけることに、研究の焦点が当てられてきた。

クロルヘキシジン

1970年代初頭、研究者たちは、0.2％クロルヘキシジンの洗口を毎日することで、プラークの成長と歯肉炎を全体的に予防できると示した。2年間毎日洗口させた長期研究で、この初期の研究結果が、基本的に確証されている。クロルヘキシジン処置後に、口内フローラの生態学的バランスが崩れることは、非常に限られている。

副作用

副作用の中では、特に長期使用の後にできる茶～黒色の歯の着色と、クロルヘキシジンの苦味が留意されている。粘膜に潰瘍が生じることもある。より薄い濃度の0.1％の洗口液に替えるとこれらの副作用は消えるが、基本的に、プラーク阻害効果は同じである。

長時間続く効果

クロルヘキシジンは、口腔内の組織に結合し（貯留性）、長時間にわたって徐放する。これが、クロルヘキシジンの独特なプラーク阻害性質を説明するものである。

不活性化の可能性

注意すべきことは、クロルヘキシジンは様々な物質によって不活性化される。歯磨剤中の様々な添加物、たとえば界面活性剤は、クロルヘキシジンの貯留とプラーク阻害性質の両方を減弱させる。クロルヘキシジン洗口剤をブラッシング後に使用する場合は、まず口腔内を十分に漱ぐことが重要である。

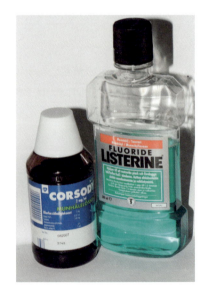

図9：2　プラーク量を減少させる化学物質を含む洗口液。

クロルヘキシジンの他に、様々な化学物質のプラーク阻害能力について調べられている。ある物質、アミノアルコールであるデルモピノールは、臨床研究において非常に興味深い性質を示した。このアミノアルコールは、歯面に影響して、細菌が付着しにくくしているようである。

クロルヘキシジン（0.1-0.2％）またはエッセンシャルオイル液による洗口を、ブラッシングに加えて使用すると、ブラッシングのみの場合に比較して歯肉炎を減少させる効果がある（SBU報告書169）。しかしながら、そのような洗口が、歯周炎やインプラント周囲炎の発症を予防できるという科学的な裏付けはない。そして、洗口が歯周治療のアウトカムを向上できるということは示されていない。

ある患者グループ、特に高齢者や障害者にとっては、機械的プラークコントロールを化学的な方法で補完することは有益であろう。

また、化学的プラークコントロールの短期的な利用は、口腔外科術や顎顔面外科術、インプラント術を施した患者など、機械的プラークコントロールが困難な患者には重要である。

歯根へのインスツルメンテーション

歯根へのインスツルメンテーション、つまり、機械的感染コントロールは、根面や軟組織から軟らかい沈着物や硬い沈着物を清掃するための様々な方法の総称である。

細い鋭利なインスツルメント、キュレット、スケーラー、超音波インスツルメントなどを使って、根面の細菌性プラークや歯石を機械的に取り除く。感染セメント質の外層までも除去すると、象牙質が露出することがある。

歯肉縁下の根面を清掃する場合に、非外科的治療にしても外科的治療にしても、患者に不必要な不快感を与えずに歯周ポケットに到達するために、局所麻酔で、その部位を麻痺させる。軟らかい沈着物や硬い沈着物を除去して歯肉縁下の清掃をした後に、ポケット深さが改善され、歯周アタッチメントレベルが維持されることが目標である。

根面へのインスツルメンテーションが、歯周健康を獲得するために重要であるということは、スカンジナビアの研究を含めて多くの研究で実証されてきた。

専門家による治療

良好な口腔衛生状態と歯肉縁上プラークコントロールは、歯肉炎の発症を予防したり、すでに発症してしまった歯肉炎を治癒したりするために非常に大切である。しかしながら、もし歯肉縁下に細菌性沈着物が存在している歯周ポケットがあれば、歯周病に対するそのような口腔衛生処置の効果には限りがある。歯肉縁下にプラークや歯石のある深い歯周ポケットに対しては、歯科医療チームによる専門家の治療が必要とされる。

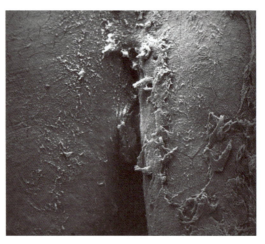

図9：3 歯肉縁下の根面を機械的清掃するのがとても難しい場合がある。写真は、小臼歯の歯根間に裂け目を示す走査型電子顕微鏡像。

細菌は、歯肉縁下において3つの異なる場所でコロニーを作る。それらは、根面、歯周ポケットの滲出液内、ポケット上皮表面か露出した結合組織表面である。

損傷が側方に広がる

歯肉縁下に受けた損傷面は粗造になり、感染は側方にまで広がっていくことが多い。歯周ポケットの測定を歯の長軸方向ですることによって、その損傷が垂直方向に広がっていると勘違いしやすい。

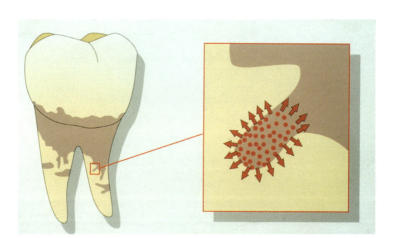

図9：4 暗い影の部分は結合組織性付着が喪失していることを図式化している。拡大図で示すように、感染や結合組織の喪失は、横（側方）に広がる可能性もある。

歯周炎に罹患していると、根面は粗造になる。セメント質は吸収されてしまい、象牙質や象牙細管が露出している可能性がある。歯肉縁下微生物叢は、これらの細管にコロニーを作ることができる。

9 歯周病の予防と治療

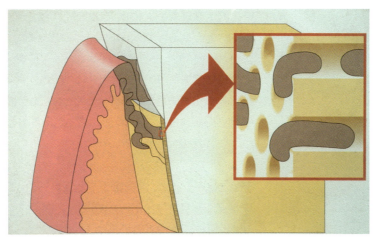

図9:5 細菌は露出象牙細管内に増殖できる。よって根面は機械的清掃では届かない細菌の貯蔵庫となってしまう。細菌が一旦増殖すると、再増殖（再コロニー化）が続く。

良い治療結果をもたらすには、感染した硬組織を根面から除去する必要性があるとみなされている。

歯根の凹凸面（くぼみや根面溝）や分岐部などの特定部位は、機械的クリーニングを届かせることが、特に難しい。

外科的治療と非外科的治療　根面を機械的インスツルメント、つまり、手用インスツルメントや超音波インスツルメントで治療する場合に、原則として2つの方法がある。歯周ポケット内にインスツルメントを挿入する場合を、非外科的治療と呼ぶ。一方、到達性と目視を可能にするために軟組織を外科的処置によって開ける場合は、外科的治療と呼ぶ。

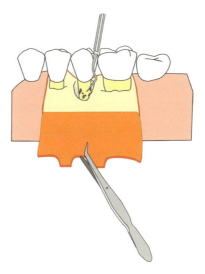

図9:6 デブライドメントやスケーリングをするインスツルメント、スケーラー、キュレットを使って、硬いまたは軟らかい歯肉縁下の細菌性プラークを除去する。視野と到達性を向上するために、外科的処置中、軟組織を開いて行なうことがある。

生物学的観点から、治療後の創傷治癒を考慮すれば、非外科的治療と外科的治療の間に基本的な差はない。この用語は、むしろ技術的アプローチを表した語である。

歯周組織再生

機械的感染コントロールの目的は、どのテクニックを使うにせよ、疾患のスピードを緩めることと、疾患進行の継続を予防することである。場合によって、その目的は、すでに失われた歯周組織を新たに創り出す、つまり、歯周組織再生を試みることとなる。歯周組織再生の原則については、10章に説明する。

デピュレーション、歯肉縁下デピュレーション（デブライドメントとスケーリング）

（訳注：デピュレーション depuration はスウェーデンでよく使われる用語で、デブライドメントとスケーリングを含む。）

デピュレーションという用語は、歯周ポケット内の硬い沈着物、軟かい沈着物を除去することを表す（言語としての観点からは、この用語の使用は、どことなくおかしい。というのも、デピュレーションの語源は「清浄を除去する」と解釈できるからである）。

掻爬

この用語は、場合によってスウェーデン語で kyrettage、または 英語で curettage と表記され、鋭利なインスツルメント、キュレット、スクレーパーで軟組織を掻き出して、歯周ポケットを清掃する方法を表す。

スケーリング

スケーリングとは、根面から歯石や感染セメント質を削って除くことを意味する。

ルートプレーニング

ルートプレーニングは、鋭利なインスツルメントを使って根面を平滑にすることを意味する。

非外科的治療

良好な口腔衛生はコロニー化を防ぐ

歯根へのインスツルメンテーション後、普通は1ヶ月以内で治癒が起こるが、ベースライン時の歯周ポケット深さや組織の炎症程度が、どのくらいだったのかによって異なる。その治癒では、長い上皮付着が歯周ポケットの組織を覆って、歯面に付着する。

歯周ポケット内の機械的インスツルメンテーションを通して、歯肉縁下微生物叢の構成が変化していく。良好な口腔衛生状態で治療がサポートされなければ、細菌は歯周ポケット内で、また増殖し始めるだろう（再コロニー化）。そのような再コロニー化は、1ヶ月〜4ヶ月以内には生じているだろう。

歯周ポケット深さは、歯根のインスツルメンテーション後に減少する。ポケット深さが減少するのは、主に、炎症が治癒して組織の腫脹が治まるためと、組織が根面に対して前よりぴったりと密接するためである。

9 歯周病の予防と治療

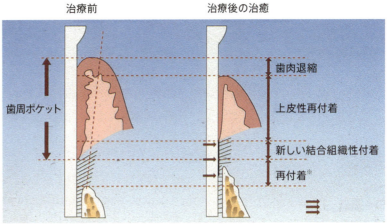

※一部は新しい骨形成

図9：7 治療前後の歯周炎。臨床的な測定方法では、どれが再び付着したもの（再付着）か、新しい結合組織性付着（新付着）か、治癒した上皮付着かを判別できない。

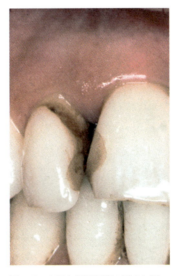

図9：8 上顎右側側切歯の近心に深い歯周ポケットが存在し、歯肉は炎症を起こして腫脹している。

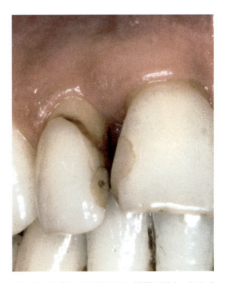

図9：9 治療して治癒すると、腫脹が消え、歯肉がいくらか退縮した。患者は歯が「長くなった」と感じるかもしれない。

新しい結合組織性付着

　また、ポケット底で新しい結合組織線維が、清掃された根面に付着することができるようにもなる。

　深い歯周ポケット（7-12mm）は、中程度の深さのポケット（4-6mm）よりも、減少程度が大きい。深い歯周ポケットでは約2-4mm、中程度の深さの歯周ポケットでは約1-2mm減少する。

外科的治療

術後偶発症が起こることは稀

様々な外科的治療法が、異なる目的を達成するために使われている。歯肉への外科処置は、局所麻酔下でである。術後数週間は、ある程度殺菌力のあるもの、典型的にはクロルヘキシジン（Corsodyl 2mg/ml）での洗口を指導することが多い。麻酔が切れた後、数時間内に一時的に不快感がある以外は、術後偶発症が起こることは稀である。

歯肉切除術

歯肉切除術の目的は、軟組織を除去することによって深い歯周ポケットをなくすことと、健全なポケット（深さ3mm以下）を持つ歯肉の回復である。

歯肉切除術

歯周ポケットが水平性骨吸収を伴う場合は、歯肉切除をする。1歯または数歯の歯の周りの歯肉縁を歯周ポケット底まで切って下げるのである。

もし垂直性骨欠損を形成しているのなら、もう1つのテクニックである歯肉弁根尖側移動術が使われる（フラップ手術の方法については後述する）。根面を清潔にするために歯周ポケットをなくすという目的のため、歯肉弁根尖側移動術でフラップを位置づけする時には、できるだけ根尖側に位置づける。このフラップの位置は、他のフラップ手術とは異なる。それらは軟組織のフラップで、できるだけ根面を覆うようにすることが多い。

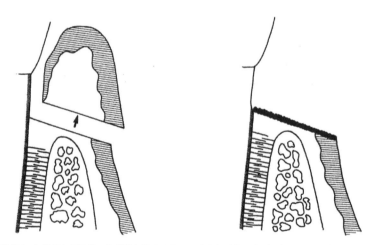

図9：10 歯周ポケットが歯肉切除術で外科的に除去される。歯肉切除術の後、切除面に血液が凝固する。

フラップ手術

フラップ手術の原則は、歯肉切除を最小限にすることである。手術用メスを使って、歯肉縁から1-2mmの位置で、骨縁に向かって切開する。歯周ポケット内に直接切開することもあり、これを歯肉溝切開と呼ぶ。切開は頬側と舌側の両方にするが、典型的には1回の術式で3-6歯を含む。

切開線と歯の間にある歯肉は取り除かれ、特別なインスツルメントである骨膜剥離子を使って、歯肉を歯と歯槽骨から剥がす。根面にある細菌性プラーク、炎症性組織、歯石を擦り取る。

生理的食塩水で洗浄した後、歯肉と組織を元に戻し、歯と歯の間で縫合する。術後1週間、歯周パックで覆うこともある。

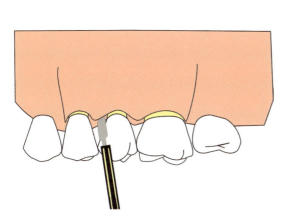

図9：11　フラップ手術の切開位置。この症例では切開は歯周ポケット内にした。いわゆる歯肉溝内切開である。

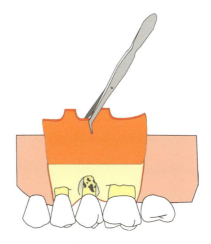

図9：12　軟組織のフラップ、つまり、粘膜と骨膜を開け、治療をしやすくする。歯根面に暗い影で歯石を示している。

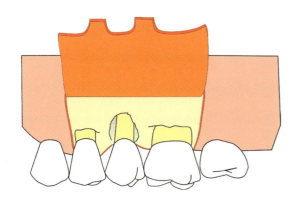

図9：13　歯根面の軟らかい沈着物や硬い沈着物を清掃し、感染性軟組織を除去した。

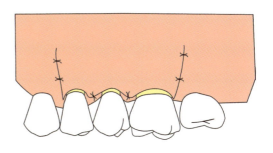

図9：14　軟組織のフラップを元の位置に戻して、フラップの端を縫合糸で固定する（縫合）。

治癒の結果、浅い、または中程度の歯周ポケットに改善されることは、非外科的治療の結果と同様である。外科的治療の方が、非外科的治療に比べて目視ができ、到達も容易であるという特徴がある。

深い歯周ポケット（7-12mm）では、非外科的治療より、フラップ手術の方が新しい結合組織性付着が得られる可能性がある。

サポーティブセラピー

管理やサポーティブセラピー（専門家による口腔衛生処置）を受けない患者は、歯周炎の再発により、歯周支持組織を喪失し続けることがしばしばである。

よって、通常、歯周炎患者には3ヶ月〜6ヶ月毎に来院してもらい、検査する。個人のニーズに基づき、口腔衛生指導と専門家による歯肉縁上クリーニングをする。

良好な結果のために必要

サポーティブセラピーを定期的に受けて、口腔衛生処置が良好な患者では、通常、長期結果は安定している。

10 歯周組織再生

歯周炎への標準的な治療は、歯周病を停止して、歯周組織のダメージを、それ以上進行させないようにするものがほとんどであった。

歯周組織再生とは、歯周組織の構造と機能を取り戻すことを意味する。治療が成功した後、新しい歯周組織の付着、つまり、セメント質、歯槽骨、歯根膜ができるということである。

歯周フラップ術をした後には、組織の修復に伴う非特異的な治癒が認められるが、通常、その結果は根面への結合組織性付着ではない。

<small>上皮は急速に成長する</small>

フラップ手術の最後に歯肉組織のフラップを歯に戻すと、最も速く増殖するのが上皮組織である。上皮は根尖側へ結合組織に沿って成長し、歯面に付着して長い接合上皮を形成する。このため、結合組織は根面に接触できなくなり、歯周組織再生が阻まれる。

<small>長い接合上皮</small>

組織の修復は、歯周ポケット内の結合組織に対し、根面には上皮付着である長い接合上皮ができるということになる。

骨組織は、X線写真上での量と密度に、増加が認められるかもしれない。

長い間、歯周病専門医は、失われた結合組織性付着を再生(再創生)することに関心を寄せてきた。

新しい結合組織性付着

<small>新付着</small>

新付着、または新しい結合組織性付着(英語では new attachment や new connective tissue attachment)の意味するところは、今までは長い接合上皮が付着していた根面部分に、新しい結合組織線維が付着するということである。

再付着

<small>再付着</small>

再付着(reattachment)というのは、治療後に結合組織が再度、根面に付着を確立することである。その付着は、事故やフラップ術のような機械的損傷のために、付着が破壊された(離断)ことが前提になる。

治癒の臨床的評価

　治療の評価をする臨床的な方法には、プロービングと様々なX線診が含まれる。臨床研究では、新たに小さめのフラップを開けて治癒を評価する場合もあり、これをリエントリーと呼ぶ。

　結果を評価するために、治療前後の記録で測定数値を比較する。

プロービング
　プロービングは、ポケット深さやアタッチメントレベルのインディケータになる。プロービング時の出血は、歯肉縁下に残っている炎症の徴候である。

　現在の技術では、プローブが結合組織中にあるのか、上皮組織にあるのかを判別することはできない。

　プロービングが、歯周組織再生を評価する最も優れた臨床的方法であるとはいえ、プロービングの限界について理解しておくことは重要である。プロービングで、結合組織性付着の正確なレベルを決定することはできない。

X線写真
　歯槽骨の高さ、骨量、骨密度の変化は、X線写真で評価できる。しかしながら、根面に付着しているのが、上皮組織または結合組織なのかを決定することはできない。

リエントリー
　リエントリーによって、目視で治癒についての所見を得られる。しかし、リエントリーで歯面に付着している組織が、どの種類のものかを決定することはできない。

組織学的な評価

　歯周組織再生の評価をするための、唯一信頼できる方法は、組織切片を顕微鏡下で検査することで、組織学的検査と呼ばれる。

　もちろん、そのような検査で患者から組織を得る可能性は、かなり限られているし、そのような実験をすることは、倫理的観点から問題がある。よって、歯周組織再生の研究では、動物実験が広く実施されている。歯周炎は、ほとんどの哺乳類で自然に生じるため、そのような実験結果から得た知見は、ヒトにも応用できると考えられている。

　実験的研究では、ある特定の治療法を片側に行ない、反対側を治療しないコントロールに使うことが可能である。そして、組織切片により、骨と結合組織性付着のレベルを測定して、治療側とコントロール側を比較することで評価する。

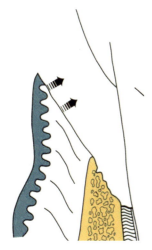 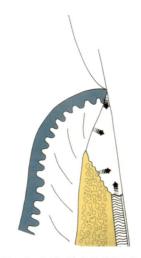 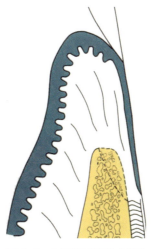 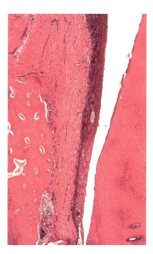

図10：1　フラップの端を歯根面に置く。

図10：2　しばしば、歯周組織の治癒"レース"と表現される。上皮は非常に強い成長力を備えていて、このレースに勝ってしまうことが多い。目的は歯根膜が最初に来ることで、上皮はセメント-エナメル境で止まっていてくれなければならない。

図10：3　非外科的処置や外科的処置といった臨床的処置で得られた治癒では、おそらくほとんどの場合は長い接合上皮性付着が得られることになる。歯根面に上皮性付着が生じても骨の治癒は生じ得る。

図10：4　外科的治療後の生検から得られた組織切片。接合上皮が骨レベル下の歯根面に対して認められる。

　この方法で、治癒が治療に関係なく非特異的に生じているのか、歯周組織再生によって組織の再生に成功しているのかを確実に判定できる。

標準的治療をした後の組織学的検査

　ヒトを対象にした研究と、動物を対象にした実験での生検（組織標本）を調べた結果、標準的な歯周治療では、基本的に組織の修復はされるが、再生にまでは結びつかないことが示されている。

　そのような検査より、治療の有効性が見直され、組織再生を可能にするための治療へ替えようとする考え方が生まれた。

歯根面の治療

歯周炎は、根面に明らかな変化をもたらす。炎症によって根面の結合組織線維による付着が失われ、その結果、上皮が伸展する。

細菌性プラークと歯石は、根面に付着し、セメント質層に入っていく。細菌産生物は、歯面を汚染し（毒素）、結合組織線維の歯面への付着を邪魔する。よって、歯根膜の結合組織が成長して付着するために、根面の状態を変えることが重要である。機械的、化学的な処置を用いて、そのような結合組織性付着を得るために、根面が最適な状態になるようにする。

機械的クリーニング

機械的な根面インスツルメンテーションにより、根面の軟らかい沈着物や硬い沈着物を取り除き、感染セメント質をプレーニングする。

成長因子

根面に適切なタイプの細胞が付着するよう、様々なタンパク質や成長因子を適用することも調べられている。

適切な細胞が必要

歯周組織再生のためには、セメント質、歯槽骨、歯根膜を形成できる細胞が集められなければならない。

研究者たちは、現在、これらの細胞や前駆体（前駆細胞）は、残った歯根膜と隣接する骨内にあると考えている。

これらの前駆細胞を刺激し、その成長と増殖をコントロールするために、様々な手法や技術、生物学的活性物質が開発されてきた。それと同様、または類似する手法や方法が、望ましくない細胞層や組織が、再生部位に入り込まないようにするためにも使われている。

歯肉弁歯冠側移動術

フラップ手術

上皮細胞が増殖して、根面へ付着するのを遅らせたり防いだりするために、特別なフラップ手術のテクニックが開発された。

フラップの端を歯の上方近くに寄せて固定する方法で、歯肉弁歯冠側移動術と呼ばれる。これによって上皮組織と結合組織が根尖方向へ形成されることを遅らせる。代わりに、歯根膜と歯槽骨が根面に沿って歯冠側へ再生する。

歯周組織再生誘導法

GTR

　生体適合性のある膜を、軟組織フラップと歯の間に置くことで、異なる歯周組織の成長をコントロールできる。この原則は、歯周組織再生誘導法（英語で Guided Tissue Regeneration、GTR）として知られている。

　その膜を置くと、歯周組織が破壊されている領域に、歯肉の結合組織と上皮組織が成長するのを阻む。それと同時に、その膜によって歯根膜や歯槽骨が上下方向へ成長できる。

　テフロンでできた膜（例 Gore-Tex）は、術後6週間で除去される。また、生体適合性のある吸収性物質でできた膜もある。この膜は一定期間後、つまり、治癒が完了する重要な段階を過ぎてから吸収される。

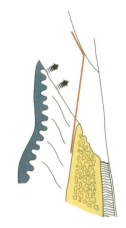
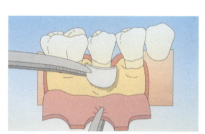
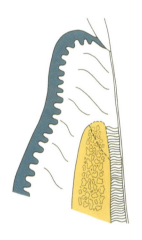
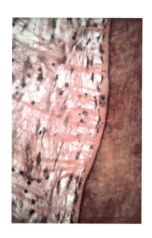

図10：5　歯周組織再生誘導法（GTR：Guided Tissue Regeneration）の際には、膜を軟組織と歯根面の間に置く。この方法によって、歯根膜と顎骨が"得をして"歯冠側へ邪魔されずに成長する。同時に、この治癒を歯肉結合組織が邪魔することのないようにし、上皮を排除する。

図10：6　歯周組織再生が成功した治癒結果。セメント-エナメル境の上皮組織、新しく形成されたセメント質に付着する新しく形成された歯根膜。歯槽骨もまた再形成されている。

図10：7　歯周組織再生をした部位の組織像。新しく形成された歯根膜線維が新しく形成されたセメント質部位に入り込んで付着している。

　歯周組織再生誘導法は、骨のみの回復にも応用される（骨再生誘導法、Guided Bone Regeneration、GBR）。これはおそらく、歯周組織全体を再生するほど生物学的に複雑なプロセスではないだろう。とりわけ、1本インプラントを植立するのに十分な骨がない場合に、骨組織を再生するため、このテクニックが使われる。

エナメルマトリックスタンパク質

エナメルマトリックスから抽出されたタンパク質を精製して、歯周組織再生に利用できる。動物実験でフラップを開け、インスツルメンテーションした歯根に、エナメルタンパク質が塗布された。多くの同様な実験の結果より、歯周組織再生が得られることが示されている。

それについての説明としては、この塗布されたタンパク質のジェルが、損傷部位周囲の細胞から、骨芽細胞やセメント芽細胞への分化を刺激するのだろう。新しい歯根膜線維も形成される。

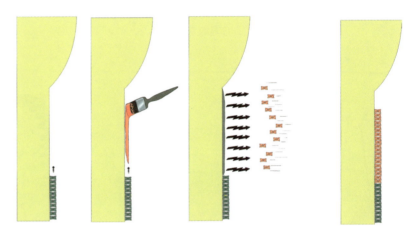

図10：8 図式化として、清潔になった根面にエナメルタンパク質を"ペイント"している。これらのタンパク質が創傷部位から出た細胞を刺激して、セメント質、歯根膜、歯槽骨を再生する。

エムドゲイン

臨床研究では、エムドゲインで処置した歯槽骨欠損には、対応するコントロール群の骨欠損よりも、多い骨形成と良好な臨床アタッチメントレベルを示している。エナメルマトリックスタンパク質による治療後の骨形成は、長期観察で増加したことが報告されている。よって、エナメルマトリックスタンパク質を標準的な歯周外科術に追加して局所利用することで、歯周アタッチメント・ゲインと骨形成の増加が可能になると考えられる。

11 口臭症 — 不快と感じる呼気

口臭

　口臭は、専門用語では halitos や *foetor ex ore* と呼ばれ、比較的よく見られる問題だと考えられている。口臭は、しばしば社会的問題、心理的問題とみなされる。多くの人々にとって、口臭は大変センシティブなトピックである。口臭症は、よく知られているが、実際のところ、どのくらいよくある問題なのかという科学的知識は非常に限られている。報告されているほとんどの研究が、本当に口臭がある、または口臭があると思い込んでいるために治療を求めて来た患者グループに基づいたものである。臨床診査で口臭を記録した大規模な母集団での研究から得られたエビデンスは、非常に限られている。20歳未満の人では、約10％が口臭の問題を抱えていると見積もられている。年齢が上がるにつれ、より多くの人が口臭の問題を訴えている。50歳以上の年齢群の場合、4人に1人が、そうだと見積もられる。つまり、約25％の人が口臭の問題を抱えている。しかし、これらの数値は確定的ではない。

周囲の反応

　専門家の助けを求めてきたほとんどの人は、自分のごく近い人から口臭を指摘されている。未だに口臭は、かなりタブーな話題として、みなされている。その人の口から悪臭があると言うのは、センシティブなことだろう。歯科専門家の間でさえ、口臭はセンシティブな事柄であるとみなされている。歯科医療従事者が、検査や歯科治療時に、この問題について、患者に注意を払っているかは疑わしい。

仮性口臭症

　口臭の治療を求めてきた患者に、客観的には問題がないことが比較的よくある。つまり、口臭があるという経験は、むしろ口臭があるという不安や恐怖に結びついているのだろう。しかし、これは検査をすれば明らかになる。大規模な研究で、15–20％の人が、そのような不安にさいなまれていることが示されている。仮性口臭症の概念は、患者の頑なな意見に関わらず、検査をしても、いかなる口臭も見つけられない場合に適応される。この状態に対しては、注意深い調査と心理的ケアをした後に、簡単な口腔衛生処置をすることが多い。

口臭恐怖症

　口臭治療を受けたにも関わらず、患者が、口臭があると思ったり、口腔内から臭いがするという恐怖感を持っていたりする場合を、口臭恐怖症と呼ぶ。これらの患者には、心理的ケアや精神医療を受診する機会を与えることが重要である。

口臭恐怖症は、近年急速に増加している。この状態は、1990年中頃には知られていなかった。2005年のある研究では7%以上の人が、そうであると報告し、その数年後には16%まで増加した。この増加の考えられる理由の1つは、とりわけインターネットを通して、爽やかな息が集中的に宣伝されていることだといわれている。自分は口臭を経験したと報告しながら、客観的には、そのような事実がない人のうち、約2/3は女性である。

口臭症の原因

口臭または真性口臭症は、しばしば、社会的に受け入れられるレベルを超えたきつい不快な口臭があることと説明される。それは、口腔由来の口臭症（口腔内に原因がある）と、全身由来の口臭症（口腔外に原因がある）に分けられる。大規模な研究では 口臭の全症例のうち75-90%は口腔内に由来すると示されている。舌苔は全症例の40-50%を占める。歯肉炎や歯周炎は、全体の10%以上を占めると考えられているが、歯周炎と舌苔の両方が原因になっているものは、辛うじて20%になる。ドライマウスが原因であるのは、全体の2-3%である。

口腔外の原因は、かなり珍しい。耳鼻科領域に問題がある場合の他、全身疾患に関係しているものが、わずかにある。慢性副鼻腔炎、肺炎、呼吸器系の癌といった呼吸器系疾患は、口臭を引き起こす可能性がある。肝疾患や糖尿病もまた、口臭の原因になる。

例えば、ニンニク、タマネギ、香辛料の入った料理、乳製品を食べた後に、胃から口臭の原因が発生するというのは、よくある誤解である。このような食物は消化に伴って呼気に影響を与えるが、通常は、食事後すぐに軽減する臭いである。口臭症の原因についての、この手の誤解が、歯科医療従事者が、あまりこの問題に関わらない理由の1つであろう。

細菌の代謝と食物残渣の分解が、口臭を引き起こす場合がある。この分解の過程中に、硫化水素、メチルメルカプタン、硫化ジメチルといった揮発性硫黄化合物（VSC volatile sulfatic components）が発生する。硫化水素は腐った卵のような臭い、メチルメルカプタンは腐ったキャベツのような刺激性の悪臭、硫化ジメチルは不快な甘い臭いがする。

不良な口腔衛生、歯肉炎や歯周炎、ドライマウス、口呼吸は、口臭の発症に重要であるといわれる。舌苔（舌背部）は、非常に重要な因子である。舌背の環境は、特に細菌が付着し増殖しやすい。

検査と診断

口臭症の検査と診断には、いろいろな方法がある。通常は、検査者が単に患者の息の臭いを嗅いで、決められた尺度によって、その臭いを分類する。検査方法は、以下の通りである。患者は1分間口を閉じて、ゆっくりと口から息を吐く。検査者との距離は10cmにする。それから、患者は鼻からも息を出し、口腔内と口腔外の口臭を識別する。

官能的測定法による口臭の評価

スケール	カテゴリー	説明
0	なし	口臭なし
1	判別まで至らない	わずかな臭いがあるが、口臭としては分類されない
2	軽度	口臭として分類される臭い
3	中等度	明らかな口臭
4	重度	重度だが耐えられる口臭
5	極度	検査者が耐えられないほどの非常に強い口臭

　呼気の成分を記録する特別な装置もある。硫化水素は、ハリメーターという装置で記録される。ガスクロマトグラフィーを使ってVSCを測定・分析できる。

治療

　口臭の治療を成功させるためには、検査で原因を突き止めることが重要である。臭いが口腔由来ではないならば、患者は、精密検査のために耳鼻咽喉科へ紹介されるべきだ。口臭の最もよくある原因は、口腔由来である。主な治療方法は、歯肉炎と歯周炎を治療することと、舌スクレーパーで舌背の舌苔を減らすことである。歯を清掃する時に、歯間清掃を忘れないことが重要である。歯ブラシは歯の内側と外側、咬合面を清掃できるが、歯間はできない。そのため、デンタルフロス、トゥースピック、歯間ブラシが必要になる。フロスや歯間ブラシの臭いを嗅ぐと、明らかな臭気を感じることがあり、臭いのある息が、どのように生じるのか理解できるだろう。

　また、特に口臭に効果があるとされる洗口液や飴が、市場に出ている。亜鉛など、特定の金属イオンが、かなり効果的に口臭を減少させることがわかっている。エッセンシャルオイル、クロルヘキシジン、塩化セチルピリジニウム（CPC）など、いくつかの抗菌剤も、そのような効果があると報告されている。

　洗口剤と飴を、歯ブラシ、舌スクレーパー、歯間清掃器具を使った機械的清掃と組み合わせて使用することが推奨される。

　口臭は、大きな社会的問題になり得る。口臭にとても悩まされたことのある人にとって、歯科で専門的指導を受けることは、救いになるだろう。実際には、問題はないと判明することが多い。また、自分が客観的には、不快な呼気を発していないと確認することも、重要であると思われる。

12 エビデンスに基づいたペリオドントロジー

質を評価するシステマティック・レビュー

歯学を含めた医学・生物学分野の最も大きな文献データベースである PubMed/Medline（www.ncbi.nlm.nih.gov）には、約25,000,000件の検索可能な科学文献がある。限られた分野でさえ、個人の臨床家が科学文献を探して評価するというのは困難なことだろう。

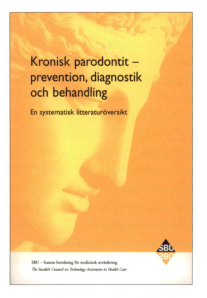

図12：1 2004年スウェーデン医療技術評価委員会SBU報告書169。

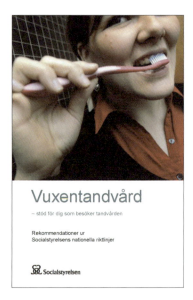

図12：2 2011年保健福祉庁のガイドラインのための科学的根拠。

質が評価された科学論文にアクセスする、もっと簡単な方法の1つは、コクラン・ライブラリやスウェーデンのSBU（スウェーデン医療技術評価委員会）などで報告しているシステマティック・レビューを利用することである。SBUは、医学と歯学の両方を含んでいる。本章は、主にSBUが2004年に発行したシステマティック・レビューの「慢性歯周炎 ― 予防、診断、治療」と、保健福祉庁が発行した成人歯科医療ナショナルガイドラインのために調査された科学的根拠に基づく。SBUのウェブサイト（www.sbu.se）で、システマティック・レビューの報告書は、すべて入手でき、保健福祉庁のガイドラインのための科学的根拠は、保健福祉庁のウェブサイト（www.socialstyrelsen.se/tandvardsriktlinjer）で入手できる。

しかしながら、入手できる科学的エビデンスと、エビデンスに基づく歯科医療の臨床応用を区別することは重要である。後者では、もう1つの非常に重要なファクターが加わる。つまり、患者や保護者である。エビデンスに基づく歯科医療は、総合的な観点で提供されるべきで、そこでは、科学的エビデンスは基本部分の1つというに過ぎない。

エビデンス － 古くからある概念

国(スウェーデン)が発行している百科事典によると、スウェーデン語でエビデンスという概念は、1716年からあることが読み取れる。エビデンスの適切な意味は、「透明性」や「明確」であった。

医学や歯学では、エビデンスという概念に「システマティックなアプローチ」という意味も加えることができるだろう。システマティックで透明性のある方法によって知識を検索し、評価し、報告するのである。

エビデンスを実践する

何かに意味を持たせるためには、エビデンスに基づくことを実践しなければならない。これはかなり新しい概念である。実践するとは、新しいアイディアを現場に導入するという意味において、エビデンスは1960年代に初めて医学専門用語の中に導入された。新しい方法、材料、技術を臨床現場に取り入れる前に、現存するすべての知識を利用することが重要である。それらのイノベーションは、利用可能な最善の科学的手法によって審査し評価されなければならない。

科学的エビデンスの価値

エビデンスに基づいた歯科医療

エビデンスに基づく歯科医療(スウェーデン語でEBT；英語でEBD)においては、科学的研究の質を予め設定しておいた基準に沿ってランクづける。他の研究者たちが同じ研究を繰り返すことができるよう、その研究方法をよく定義し、透明化し、明確に説明しておかなければならない。

歯周炎の治療の長期的目標は、その歯が患者の残りの人生において口腔内で機能し続けるということであるべきだ。そのため、研究でも、この長期的観点での治療アウトカムが評価できるのに、十分長い期間のプロセスを経るというのは合理的である。

2004年に発行された歯周炎に関するSBU報告書(参考文献リストを参照)では、少なくとも1年間は治療経過を追っているものに限るという基準を設けた。1つには、歯周治療後の治癒が少なくとも3-6ヶ月持続するということが分かっている。一方で、すべての研究が何年間もフォローアップしていることを求めるのも不合理である。そこで、1年という期間を基準にすることが妥協点になり、それは明確に定義された。

この基準により、フォローアップ期間が1年に満たなければ、大規模な調査でも報告書の調査からは除外された。

予防処置については、フォローアップの最短期間を6ヶ月と定めた。その期間を正確にどのくらいにするかということは、最重要点ではないかもしれないが、この期間を明確に定義することで、読者はSBU報告書に含まれている科学的研究には、どのような条件が適用されているのかを知ることができる。

主に、適切なコントロール群を設けている前向き研究を含んだ。

計算の単位は、歯や歯面ではなく患者とした。

それぞれの研究のエビデンスの価値を「高」「中」「低」で評価した。評価した研究により、導いた各結論の科学的エビデンスの強さを、1（強）、2（中）、3（限られている、または不適切）の3段階に分けた。

注意すべきは、たとえその方法の効果が、限られている、または不適切な科学的根拠であると評価されたり、全く科学的根拠がなかったりしても、その方法に効果がないとか、使うべきでないという意味ではない。

慢性歯周炎の治療

非外科的治療と外科的治療

感染コントロールは、歯周炎の治療の鍵となる概念である。スケーリングとルートプレーニング（SRP）は、歯根面の軟らかい沈着物や硬い沈着物をきれいに取り除き、それによって感染をコントロールするという様々な方法を表すために、一般的に使われる用語である。

疾患進行を止める

この治療の目的は、どのテクニックを使うにせよ、疾患進行を緩めることと疾患進行の継続を予防することである。場合によって、組織の破壊的な炎症プロセスの間に、すでに失われた組織を新たに創り出すという目的が付加されることもある。これを歯周組織再生という。

治療が成功すると、歯周ポケット深さが減少する。ポケット深さが減少するのは、基本的に、炎症組織が治癒して組織の腫脹が治まるためと、歯肉が根面に対して前よりぴったりと密接するためである。

治癒は組織の修復において非特異的であるが、通常、治療の結果で根面への結合組織性付着が再び生じるわけではない。

治療結果を評価するために、一般的に臨床で記録しておくことは、歯周ポケット深さ（PPD：Probing Pocket Depth）、アタッチメントレベル（PAL：Probing Attachment Level）、プロービング時の出血（BOP：Bleeding on Probing）である。

治療が成功すると、歯周ポケット深さが減少し、臨床的アタッチメントレベルが変わらないか向上し、プロービング時の出血が減少する。

臨床疑問

SBU報告書では、慢性歯周炎の治療に対して、現在の重要な臨床疑問をいくつか特定している。そのような疑問の一例は、機械的感染コントロールによる慢性歯周炎の治療について、単独でした場合とフラップ手術を組み合わせた場合とでは、効果は同じかというものである。

エビデンスの価値が「中」ランクで入手できる科学的根拠によるシステマティック・レビューの結果、フラップ手術の有無に関わらず機械的感染コントロールによってポケット深さは減少し、プローブで測定したアタッチメントレベルが向上した。

フラップ手術は効果を高くする

機械的感染コントロールにフラップ手術を加えると、フラップ手術を加えず単独でした場合よりも、4mmを超える歯周ポケットに対して減少の効果が10-15％高く得られた（SBU エビデンスの強さ 3）。

科学文献を調べたSBUのレビューでは、分岐部病変のある歯や、垂直性骨欠損に対する治療の結果について、結論を引き出せるだけの十分な情報は得られなかった。

骨移植治療

深い骨欠損（骨縁下欠損）は、特に治療が困難であるとみなされている。これらの欠損は、到達性と目視化のために外科的処置が必要になることが多い。

移植材料

時として、失われた支持組織を再建する試みのために、様々な生体材料を移植することがある。組織学的研究では、様々な生体材料の移植後に、組織再生が得られる可能性を示している。移植片は、骨欠損部分を埋め、新しい骨造成のための足場として機能する。

骨欠損部へ生体活性ガラスや炭酸カルシウムを填入した後に、欠損部のフィラーは明らかに骨を造成していたが、「高」または「中」の価値の研究では、ポケット深さの減少やアタッチメント・ゲインは、皆無か限られていると報告されている。

要約すると、移植術による組織再生の付加的効果は、限られているという結果である。しかしながら、レビューされた研究には大きな相違点があり、患者の選定、外科術の方法、骨欠損の形態、生体材料の生物学的および化学的な違い、術後処置などが、結果に影響する因子になっている可能性がある。

SBU報告書では、骨欠損の治療について、生体活性ガラスや炭酸カルシウムを填入することには、科学的な裏付けは限られているとしている（SBU エビデンスの強さ 3）。異なる研究で報告される治療結果には、治療法に大きな違いがあることで、移植の臨床的価値は限定されてしまっている。

歯周組織再生

歯周組織再生とは、歯周組織の構造と機能を取り戻すことを意味する。治療が成功した後、新しい歯周組織の付着、つまり、セメント質、歯槽骨、歯根膜ができるということである。

歯周組織再生のためには、セメント質、歯槽骨、歯根膜を形成できる細胞が集められなければならない。今日、これらの細胞や細胞の前駆体（前駆細胞）は、残った歯根膜と隣接する歯槽骨内にあると考えられている。これらの前駆細胞を刺激し、その成長と増殖をコントロールするために、様々な手法、補助器具、生物学的活性物質が開発されてきた。ここに、2つの原理的に異なる概念による治療の結果を主に提示する。

歯周組織再生誘導法（Guided Tissue Regeneration、GTR）では、生体適合性のある膜を、フラップと軟組織や歯の間に置く。この方法により、様々な歯周組織の成長をコントロールする。この方法は、望ましくない細胞層や組織が、再生部位に入り込まないようにするためにも使われる。

膜には、吸収性と非吸収性の2種類がある。非吸収性膜は、通常、テフロンまたは薄いチタン箔でできており、普通は術後6週間で除去する。吸収性膜は、生体適合性のある吸収性材料でできていて、治癒が完了する重要な段階を過ぎてから吸収される。

歯周組織再生のもう1つの鍵となる概念は、エナメルマトリックスタンパク質（EMD）を、清掃した根面に塗布することである。タンパク質のジェルが、損傷部位周囲の細胞から、骨芽細胞やセメント芽細胞への分化を刺激することで機能すると考えられている。また、新しい歯根膜線維も形成される。

GTRとEMDはアタッチメント・ゲインを増加

膜（GTR）やエナメルマトリックスタンパク質（EMD）を使った付加的治療により、標準的なフラップ手術だけで得られるよりも多くのアタッチメント・ゲインがあることには、強い科学的な裏付けが示されている（SBU エビデンスの強さ 1）。

平均的なアタッチメント・ゲインは、EMD（0.5mm）に比べて、GTR治療（0.9mm）でわずかに多かった。

ポケット深さの改善や骨増加に関しても、GTRやEMDを付加した治療の方が、フラップ手術だけの治療に比べて優っていた。

局所的薬物治療

歯周炎は、感染が発端となって組織の破壊的な炎症反応が生じることによる。そのため、理論的には、炎症反応の亢進を防ぐために感染に対する治療をするか、または組織破壊を防ぐために炎症に対する治療をするということが考えられる。

歯周炎は、個々の歯や歯面に罹患する局所的な病態で、様々な化学物質を局所応用することで治療できるかもしれない。局所的治療は、かなり高濃度な薬剤を歯周ポケットに直接効かせることができるという利点がある。

研究では、異なる抗菌薬（テトラサイクリンやメトロニダゾール）、抗炎症剤（フルルビプロフェン）、過酸化物が使われている。

多くの研究は、観察期間の長さや登録患者数に対し、システマティックにエビデンスを報告できるような選定基準を満たせていない。

抗菌薬での局所治療はほとんど効果なし

SBU報告書では、限られた科学的根拠として、フルルビプロフェンやメトロニダゾールによる局所的薬物治療の後に、ポケット深さの減少やアタッチメントレベルの変化に違いが認められないと結論付けている（SBU エビデンスの強さ 3）。

全身的抗菌薬治療

ペリオドントロジーにおいて、抗菌薬の使用は議論のあるところである。その議論は、辺縁性歯周炎に対して、感染症の概念への異なる解釈や応用に基づく。

今日、歯面上の細菌性プラークが歯肉の炎症を引き起こすというコンセンサスはある。しかしながら、歯周組織の破壊を引き起こすプロセスへの細菌の役割に対する合意はできていない。現在、よく強調されているのは、ある1種の細菌による特定の感染というよりは、生態学的アンバランスによるものだということである。合意ができていないとはいえ、この生態学的アンバランスという考え方は、感染の概念には合致している。

ポケット深さを減少して炎症をなくすことにより微生物叢の生態学的アンバランスを回復させるという目的で、歯周治療は感染コントロールに焦点を当てる。これは、縁上プラークコントロールと縁下のデブライドメントやスケーリング、場合によっては、外科的手法を併用した保存的治療で達成できる。しかし、症例の中には、抗菌薬を使って微生物の活動や炎症プロセスを軽減することが適切なものがあるかもしれない。1種類の抗菌薬を推奨される場合と、多種類の抗菌薬の併用を推奨される場合がある。

科学文献のレビューでは、結果は研究によって幾分違っていることを示している。しかしながら、基本的には、ほとんどの研究で、ポケット深さの軽減やアタッチメントレベルに対する抗菌薬使用の有無によるアウトカムの違いはなかった。

全身的抗菌薬治療は付加的効果なし

全身的抗菌薬投与は、慢性歯周炎への治療に何ら付加的効果がなかったという強い科学的根拠がある(SBU エビデンスの強さ 1)。

例外的な研究では、抗菌薬治療(メトロニダゾールやクリンダマイシン)が、コントロール群に比べて、ポケット深さを軽減しアタッチメントレベルを向上させると報告している。しかしながら、この科学的根拠は不十分である(SBU エビデンスの強さ 3)。

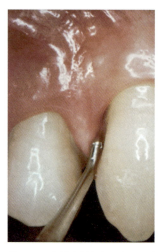

図12：3 上顎右側犬歯の遠心にプロービングで深い歯周ポケットが認められる。

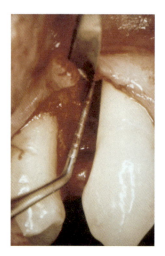

図12：4 外科的処置時に、粘膜骨膜弁を挙上し、手用インスツルメントで歯を清掃した。上顎右側犬歯の遠心に深いポケットがあり、頬側の骨は完全に喪失している。

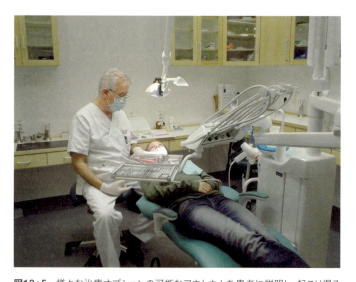

図12：5 様々な治療オプションの可能なアウトカムを患者に説明し、起こり得る偶発症も示す。

エビデンスに基づいたペリオドントロジー － ある臨床例

　ある患者が来院し、上顎左側犬歯の遠心に深いポケット(8-10mm)が認められた。この症例についての分析・診断・予後診断を、深いポケットへの様々な治療と、様々な付加的治療に関する科学文献からエビデンスを組み合わせて実施する。

　この症例では、選択肢は以下が考えられる。
1）治療をしない
2）機械的・非外科的感染コントロール
3）機械的・外科的感染コントロール
4）エナメルマトリックスタンパク質（EMD）を付加的に使った機械的・外科的治療
5）その歯の抜歯のみ
6）その歯の抜歯とブリッジ修復
7）その歯の抜歯と標準的テクニックでの1本インプラント
8）その歯の抜歯と即時荷重での1本インプラント

　患者は自分の好みを伝え、可能性のあるアウトカムと、その好みを加味して治療が決定される。

　要約すると、エビデンスに基づいたペリオドントロジーは、より安全に患者に医療を提供するために、現存する知識を系統立てて探ることを含む。これにより、費用がかかる、非効果的な、または不適切な臨床判断をなくす可能性と責任を与えられる。

13 歯周炎とインプラント周囲炎の治療についてのナショナルガイドライン

　政府（スウェーデン）を代表して保健福祉庁が、歯科のナショナルガイドラインと、良い歯科医療を施行するための指標を作成した。ガイドラインは成人歯科医療に関するもので、基本的に、国の公立歯科診療に取り入れられる。このガイドラインは2011年初めに発行された。これは大きな動きではあるが、変化は徐々に起こるのかもしれない。ガイドラインの現行版にアクセスするには、このアドレスを参照されたい。www.socialstyrelsen.se/tandvardsriktlinjer

　ガイドライン作成にあたって、保健福祉庁は最も重要だとみなされる勧告を選択した。この勧告の目的は、団体レベルでの判断のガイダンスを与えるためで、それにより、医療資源を最良な方法で活用しようということである。これらの勧告は、各患者に関する臨床判断へのガイダンスとサポートを与えるという意図もある。しかしながら、各患者の治療にあたって、これらの勧告には当たらない例外的治療を正当化する環境があることも明らかである。

勧告の3つのタイプ

　成人歯科医療で扱うすべての病態と処置の組み合わせは、www.socialstyrelsen.se/tandvardsriktlinjer に列挙されている。これらは 1–10 のランクか、「禁忌」または「R & D」（要研究開発）のいずれかに分類される。数字の1は、その処置が最も緊急性があると考えられることを示す。数字の10は、ほとんど利益がない、または、ほとんど費用対効果がない処置であることを示す。R & D 勧告は、その処置に科学的根拠がない、または根拠が不十分か、矛盾があるという意味で、新しい研究によって関係する知識が提供されるだろうということである。「禁忌」勧告は、歯科医院が、これをしてはいけないという勧告である。その処置に効果がないことや、他の処置ほど効果がないという質の高い科学的根拠があるために、その処置をするべきではない。また、その処置の良い効果に比較して、合併症や副作用が懸念される場合にも当てはまるだろう。優先順位を付与する方法については、付録にすべて記述されている。www.socialstyrelsen.se/tandvardsriktlinjer

歯周炎とインプラント周囲炎の処置

　歯と歯科インプラントの周囲組織に生じる疾患についてのガイドライン項目では、歯肉炎、インプラント周囲粘膜炎、慢性歯周炎、侵襲性歯周炎、インプラント周囲炎、歯やインプラントに隣在する垂直性骨欠損の治療、軟組織外科術、その他の病態が含まれている。

勧告

慢性歯周炎と侵襲性歯周炎とインプラント周囲炎の勧告についてのまとめを、下記に記す。歯科医院が行なうその他の処置や勧告については、www.socialstyrelsen.se/tandvardsriktlinjer を参照のこと。

慢性歯周炎と侵襲性歯周炎とインプラント周囲炎の勧告についてのまとめ
（歯科医療のナショナルガイドラインから引用した表に基づく）

	慢性歯周炎 優先順位 1-10	侵襲性歯周炎 優先順位 1-10	インプラント周囲炎 優先順位 1-10
提供すべき歯科処置			
機械的非外科的感染コントロール	3	2	6
感染コントロールのためのフラップ手術	3	2	4
サポーティブセラピー／再発予防	3	2	3
避けるべき歯科処置			
補助処置として抗菌薬の全身投与	10	5	8
薬用洗口剤	10	10	10
歯周ポケットの洗浄	10	10	10
クロルヘキシジンジェルによる局所的補助的処置	10	10	
クロルヘキシジンチップによる局所的補助的処置	6	7	9
局所的抗菌薬投与	10	10	10
行なうべきでない歯科処置			
抗菌薬の全身投与のみ			禁忌
"フルマウスディスインフェクション"で行なう機械的感染コントロール	禁忌	禁忌	

14 リスクのある患者への予防的抗菌薬投与

抗菌薬とは、抗菌効果のある薬物の総称である。抗菌薬は、細菌を殺さずに増殖を防ぐ（静菌作用）、または細菌を殺す（殺菌作用）のいずれかとして働く。どのくらいの細菌種に対して、その薬剤が影響を与えるのかによって、抗菌薬を広いスペクトラムを持つもの（広域スペクトラム抗菌薬）、または狭いスペクトラムを持つもの（狭域スペクトラム抗菌薬）に分けられる。

耐性

一定期間、抗菌薬を使用すると、耐性が生じる。耐性とは、細菌が1種類または多種類の抗菌薬に影響されなくなることを意味する。耐性ができると、その個人の生涯にわたって持続する可能性がある。

副作用

抗菌薬治療は、体内にある常在菌にも影響を与える。腸内や口内の常在菌叢が排除されると、生態学的バランスが崩れる。抗菌薬によって、腸内フローラが影響を受けることが非常によくある。そのため、お腹が緩くなったり、腹痛が生じたり、軽い吐き気を生じたりすることがある。不快症状は、通常は軽く、抗菌薬投与期間が終われば、バランスは取り戻される。

生態学的バランスが乱されたために、ある種の細菌や真菌が増殖してしまった場合、その患者が重篤な下痢や真菌感染症といった症状を表す、スーパーインフェクションに罹患するかもしれない。

抗菌薬のその他の副作用は、非常によくあるもので、発赤が挙げられる。例えば、痒みを伴わない赤い斑点である。重篤な過敏反応は、じんましんや呼吸困難として生じ、生命の危険があり得る。

抗菌薬の錠剤タイプでも局所塗布でも、重篤な副作用が起こることは非常に稀である。

コンプライアンス

患者が処方薬の服薬量指示に従わないことはよくある。長期の服薬や、1日に多剤を服薬しなければならない場合、患者の服薬量に従う意欲を明らかに失わせる。もし患者が指示に従わないと（ノンコンプライアンス）、通常の抗菌剤療法で得られる利益が得られない可能性がある。よって、患者には、処方箋に従うことの重要性について念を押すべきである。

治療を途中で止めると、耐性菌が増殖するリスクがある。よって、重篤な副作用がない限り、抗菌剤療法を完了させることが重要である。

予防的抗菌薬投与

抜歯、デブライドメントやスケーリング、生検、歯周外科など、口腔内での様々な介入で、細菌が血流に拡散する。

通常、これら血流に入った細菌は、身体の免疫系によって何の感染も起こすことなく、短時間で排除される。いわゆるハイリスクと呼ばれる、あるグループの患者では、細菌が血流に広がると、感染のリスクが高まる。人工弁を持つ患者の場合、細菌が人工弁に付着して、生命の危険がある心内膜炎を引き起こす。

心内膜炎

心内膜炎は、心臓の内側の膜、つまり、心内膜の炎症である。心内膜は、心臓弁も含む。細菌は血流を通して、心臓の損傷部位に到達する。

細菌が血流に入った時に、問題を引き起こさないようにするため、患者に抗菌薬を予防的に投与する。

次のような疾患がある患者は、心内膜炎のリスクが高い。
- 先天性心疾患
- 後天性心疾患
- 人工心臓弁
- 心内膜炎の既往がある

このような患者の歯科治療の際には、常に、かかりつけ内科医へ相談しなければならない。

既往歴の更新

リスクのある患者が、適切な予防的抗菌薬投与なしに歯科治療を受けてしまったと、後で分かることのないよう、注意深く既往歴（患者自身の病気の履歴）を聴取することが最重要である。

また、患者が再来院した時に、その記録データを更新することも重要である。そうして、前回のアポイント時から、患者の医学的既往歴に変化がなかったことを確認する。

歯科医療における予防的抗菌薬投与の適応症

2012年5月に、スウェーデンの医療製品庁が政府委員会の一部として、感染症研究所と共同で、歯科医院における予防的抗菌薬投与の適応症に関する専門家会議を開いた。その専門家会議で、次のような治療ガイドラインが作られた。この全文中の勧告と、その背景資料は、雑誌「Tandläkartidningen」の2012年 No. 13-15に掲載されている。

心内膜炎のリスクがある患者への予防的抗菌薬投与に関して、専門家の中で意見が割れている。歯科処置における感染性心内膜炎を予防するために、日常的に予防的抗菌薬投与をすることは推奨されていない。

医療製品庁は、2016年に次のような追加を行なっている。心内膜炎を予防するための予防的抗菌薬投与は、欧州心臓病学会が2015年に定めた心内膜炎のハイリスク患者に対し、内科医によって患者の個別評価をしてから考慮するということである。かかりつけ内科医が、その患者に対する責任を持つため、歯科医師は、心内膜炎に対する予防的抗菌薬投与をすべきかどうかについての最新情報を受けてから処方することになる。上述の追加による予防的抗菌薬投与が該当するのは、抜歯、縁下のデブライドメントやスケーリング、歯槽骨外科術である。

あらゆる形態の処置によって、血流中に細菌が入るリスクがある。咀嚼や歯磨きなど日常的なことでも、口腔細菌が血流中に入る原因になると示されている。歯科医院における予防的抗菌薬投与の目的は、歯科処置中に口腔細菌が血流中に入っていく数を減少するか皆無にすることによって、局所の術後感染を防ぐことと、口腔から生じる遠隔感染も防ぐことである。

ほとんどすべての人には、歯科医院における予防的抗菌薬投与は必要ないが、ある状態の人たちには、これが正当化されるだろう。複雑な臨床像と、いくつかのリスクファクターを持つ患者は、局所感染と血行性感染の両方において重篤な合併症を防ぐために、予防的投与が必要になるかもしれない。健康状態に関わらず、すべての人にとって、口腔衛生を良好にしておくことは歯科医療の基盤であり、抗菌薬の使用量削減にも役立つことが示されている。可能ならば、感染リスクが高い期間は、計画されていた歯科治療を避ける。例えば、重篤な白血球減少症や、大きな手術の直後期間などである。口腔内の感染は、心臓外科術、臓器移植、関節置換術、がん患者のビスホスホネートの静脈内投与、悪性血液疾患治療、高用量化学療法、頭頸部への放射線療法の前に、なくしておくべきである。

抗菌薬は、予防の利益が実証されているか、その使用に強いコンセンサスが得られている場合に限り使用すべきである。科学的研究では、実際にリスクが高い免疫不全患者のような、わずかな条件でのみ利益が実証されている。その他の予防的投与が勧告されている3つの病態は、_チアノーゼ性先天性疾患_、_顎骨への高線量の放射線治療_、がん_患者のビスホスホネートの静脈内投与_である。これらのハイリスク患者に対して、_抜歯_、_縁下のデブライドメントやスケーリング_、_歯槽骨外科術_といった侵襲性歯科処置を行なう際には、予防的抗菌薬投与が勧告されている。顎骨壊死のリスクが高い後者2つの状態では、骨に介入する処置にのみ予防的抗菌薬投与が勧告されている。すべての治療において、患者レベルで総合的な評価を行なわなければならない。そして、歯科医師や歯科衛生士は、患者の内科医、または感染症を担当する医師と、ディスカッションする必要があるだろう。

2010年のSBU報告書によると、顎顔面外科術に予防的抗菌薬投与をすることのエビデンスは、骨折や顎変形に対する外科処置を例外として弱く、予防的投与の勧告に不十分な根拠で成立している。インプラント処置に予防的抗菌薬投与をする利益を示すエビデンスも弱い。

予防的抗菌薬投与は、できるだけ短くすべきである。1回の経口投与、または24時間未満の非経口投与を選ぶ。予防的抗菌薬投与の適応症には、アモキシシリンの錠剤 2g（小児の場合は50mg/kg 体重）を1回、予定している外科術の60分前に服薬させる。ペニシリンにアレルギーがあると記されていたら、クリンダマイシンの錠剤600mg（小児の場合は15mg/kg 体重）を1回、予定している外科術の1時間前に服薬させる。静脈注射による薬剤投与が必要な場合は、ペニシリンを最大1日（処置にかかる時間に応じて1-3回分量）投与することが多い。

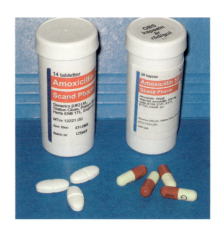

図14：1 リスクのある患者への予防的抗菌薬投与には、アモキシシリンがよく使われる。

推奨1

リスクのある患者
歯科処置を始める前に、必ず各患者レベルで予防的抗菌薬投与の必要性について、総合的な評価を行なう。

リスクのある患者(リスクグループ1-3を以下に定義する)に対して、次のような侵襲性(観血的)歯科処置をする場合に、予防的抗菌薬投与が推奨される：
- 抜歯
- 歯肉縁下のデブライドメントやスケーリング
- 歯槽骨への外科手術

1. 免疫不全症
免疫系が重度に障害を受けている次のような患者グループには、侵襲性歯科処置の前に予防的抗菌薬投与が適応である：
- 好中性顆粒球数＜$1.0×10^9$/L
  (好中性顆粒球数が非常に低い患者[＜$0.5×10^9$/L]は専門歯科医によって治療する)
- 骨髄異形成症候群や慢性肉芽腫性疾患のように、顆粒球に実質的な異常がある
- 強い免疫抑制剤を継続使用している患者

2. 抵抗減弱部位
次のような患者グループには、侵襲性歯科処置の前に予防的抗菌薬投与が適応である。
- チアノーゼ性先天性心疾患
- 顎骨への高線量の放射線治療を受けている患者(骨損傷が関与)

3. 次のような患者グループにも、侵襲性歯科処置の前に、予防的抗菌薬投与を考慮すべきである。
- ビスホスホネートの静脈内投与を受けているがん患者(骨損傷が関与)
- 関節置換術を受けたばかりの患者(術後3ヶ月以内)が他のリスク因子も複数持っていて、その歯科処置を延期できない場合

推奨2

リスクが関与
外科処置対象となる疾患以外、健康な患者に次のような歯科処置をする場合に、予防的抗菌薬投与が推奨される：
- 変則的な外科術
- 破折に関する外科術
- 骨移植

次のような歯科処置をする場合に予防的抗菌薬投与を考慮する場合がある：
- インプラント術

推奨3

侵襲性歯科処置の前にかかりつけ医に連絡することが推奨される
・ASA分類3と4（下のボックスを参照）
・コントロールされていない糖尿病、重度の自己免疫疾患、炎症性疾患、または数個のリスク因子がある患者が複数の疾患を持つ場合
・歯科外科術の間、継続中の投薬を調整する場合

次のような患者グループは、専門歯科医によって（または専門歯科医の協力のもと）、治療されるべきである：
・顎骨への高線量の放射線治療を受けている患者
・ビスホスホネートの静脈内投与を受けているがん患者
・重度の好中球減少症患者と、顆粒球の異常がある患者

推奨4

処方薬と分量
処置の60分前に1回の経口投与
第一選択
・成人：アモキシシリン 2g
・小児：アモキシシリン 50mg/kg 体重

ペニシリンアレルギーの既往がある場合
・成人：クリンダマイシン 600mg
・小児：クリンダマイシン 15mg/kg 体重

非経口投与、最大で丸1日与える
ペニシリン（またはアンピシリンを単位量）、ペニシリンアレルギーの場合はクリンダマイシン

ASA分類

1. 手術対象となる疾患以外、健康な患者
2. 軽度の全身疾患のある患者
3. 重度の全身疾患のある患者
4. 継続的に生命を脅かすような重度の全身疾患のある患者
5. 手術なしでは生存する可能性がない終末期の患者
6. 脳死と診断された後に臓器提供する患者

15 インプラント

齲蝕、外傷（事故）、歯周炎のために喪失した歯は、今日、多くの場合、インプラントを使って成功裏に置換することができるようになった。インプラントとは、顎骨に直接結合する、いわゆる骨結合型インプラントである。

顎骨に結合するクラウン補綴やブリッジ補綴は、基本的に3つのパートで構成される。

- 顎骨に結合するスクリューの形をしたインプラント（フィクスチャー）
- 中間部分で歯肉を通るソケット（アバットメント）
- アバットメントの上にスクリューで固定されるクラウンまたはブリッジ

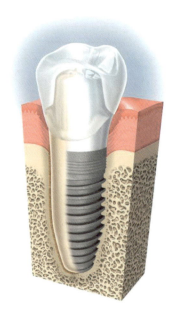

図15：1 顎骨に結合したインプラント、つまりチタン製フィクスチャーは歯根に相当する。フィクスチャーの上部にアバットメントが固定される。アバットメントはフィクスチャーと口腔を繋ぐ。クラウンはセメントまたはスクリューでアバットメント上に設置される（ノーベル・バイオケア株式会社から提供された図）。

1950年代、ルンド大学の Per-Ingvar Brånemark 教授は、小さな血管（毛細血管）の血液循環に関する実験研究を行なっていた。生きている組織中での血流を研究するために、うさぎの足の中に金属チタンのチューブを入れて使った。偶然、Brånemark はチタンと骨が一緒になって治癒しているのを見つけた。これは、それ以前には認められなかったことだった。

Brånemark 教授の指導の下、研究開発がイエテボリ大学で続けられた。1965年、最初のスクリュー型インプラントのフィクスチャーが患者の顎骨に埋入された。今日、数百万人の患者が、いわゆるブローネマルク法や類似する方法で治療を受け、成功している。

この方法が成功する理由は、インプラント表面が直接生体の骨組織に結合していることのようである。この現象をオッセオインテグレーションと呼ぶ。

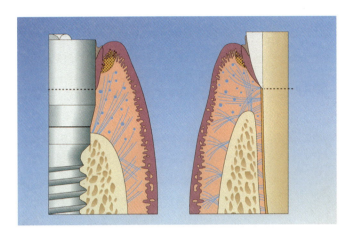

図15：2 インプラントと天然歯の周囲組織の比較。インプラントは直接、骨組織に結合しているが、天然歯は歯根膜が介在して弾力のあるバネの役目をしている。

チタンの独特な性質だけが、治療の成功に貢献しているのではない。骨や他の組織を、丁寧に扱うことも要求される。骨内を削る時には、特別なドリルを用いる。骨の過熱を避けるために、特別に鋭いドリルで、遅いスピードにして、ドリルを冷却しながら進める。

今日、市場にはいくつかの異なるインプラントシステムがある。インプラント体のデザインが、システムによってわずかに異なるが、原則としては、インプラント体は、純チタン性のスクリュー型でデザインされる。アバットメントの形状も、システム間でわずかに異なる。クラウンとブリッジは、常に各患者に合わせてデザインされる。

インプラント処置

次に説明するのは、2回法で実施するブローネマルク・システムの初期の方法である。しかしながら、フィクスチャーを埋入するための手術と、アバットメントを連結するための手術である外科的処置は、インプラントシステムに関わらず、同様の方法で実施する。

術前検査

顎骨の形態や質が決定的

手術前に、患者の臨床診査をする。顎骨の形態や質を様々な画像検査で調べる。インプラント手術が成功する前提の1つは、受け入れられる質の骨が、十分にあることである。

術前投薬と局所麻酔

手術に伴って、通常、患者は鎮静薬を少し服薬する。これにより、顎骨を削る時に生じる振動が、不快に感じなくなる。加えて、長い手術時間を、患者に感じさせないという役目もある。

手術時の疼痛緩和については、術野の局所麻酔の後、通常の方法で実施する。

フィクスチャーの埋入

メスで粘膜と骨膜に切開を入れる。軟組織を横に広げて、顎骨に到達できるようにする。

フィクスチャーが骨内にスクリューで埋入される

遅い回転でのラウンドバーによって、顎骨の骨稜に、フィクスチャーを埋入する適切な位置のマーキングをする。すべての削る処置に際し、回転式器具に滅菌生理的食塩水を十分にかけて、確実に冷却する。術者がマーキング位置を特定できたと判断したら、ツイストドリルで床形成をする。数段回に分けて徐々に大きいツイストドリルを使うことによって、骨が過熱するのを防ぐ。非常にゆっくりとした速度でセルフタッピングインプラント、つまり、チタン製フィクスチャーを骨のインプラント床の中にスクリューで埋入する。

カバースクリュー

小さな蓋であるカバースクリューを、フィクスチャーの上部に置く。洗浄し、軟組織を注意深く元の位置に戻して、切開端を縫合糸で縫う（通常、Supramid 縫合糸、4-0）。

患者には口を濯いでもらい、OD錠（訳注：口の中でラムネ菓子のように溶けて、水なしで飲める口腔内崩壊錠）の鎮痛薬錠剤を渡す。そして、腫脹と出血を軽減するために、患者にはロール状のガーゼを噛んでもらう。1時間後、患者は歯科医院を出てもよい。患者に家族の付き添いがあると、より安心である。術後、自分で車を運転するのは望ましくない。

もし、その患者が以前に義歯を使用していたら、処置後1週間は、その義歯をインプラントフィクスチャーの上に着けないようにしてもらう。顎骨に埋入したフィクスチャー部分が癒える間、古い義歯を患者が再利用できるよう、抜糸後、義歯床を調整する。

アバットメントの取り付け

下顎の場合は3ヶ月、上顎の場合は6ヶ月の治癒期間の後、2次手術でアバットメントの取り付けをする。

カバースクリューを除去

局所麻酔の後、鋭利なプローブを使ってカバースクリューの位置を確認する。歯肉パンチという円形のメスで、粘膜に丸い穴を開ける。最善の方法でアバットメントを取り付けるため、粘膜に小さな切開を入れることが必要になる場合もある。そして、カバースクリューを除去する。粘膜の厚さを特別な器具で測定し、適切なアバットメントをフィクスチャーにスクリューで固定する。もし粘膜に切開を入れたのなら、縫合糸で切開端を閉じる。

ブリッジをスクリューで固定する	ブリッジを準備している間、装着しておいてもらうための補綴物を直ぐに調節する。1週間後、粘膜が治癒し、腫脹も治まると、クラウンまたはブリッジの製作のために印象採得する。そして、ブリッジ補綴物はアバットメント部分にスクリューで固定される。顎骨に固定されたブリッジは、通常、患者の「自分の歯」のように感じられる。

Per-Ingvar Brånemark 教授とその同僚たちは、全く新しい治療コンセプトである「即日インプラント療法」、またはブローネマルク・ノバムと呼ばれるものも開発した。以前の治療原則を発展させて、同じ日に患者にフィクスチャーを埋入しブリッジを装着することができる。この方法で治療を受けた患者が数年間フォローアップされ、以前からの手法と同様な良い結果が示されている。

1回法
近年、インプラントの手法は治療期間を短く、介入をできるだけ少なくする方向へ動いている。上述した元来の2回法は、1回法に置き換わることが多くなった。1回法は、インプラントアバットメントを、同じ手術時に歯肉へ直接埋めるという方法である。これは即時埋入とも呼ばれる。

インプラントとアバットメントが一体になったものもあり、1ピースタイプと呼ばれる。1回法と1ピースタイプは同じ意味ではないことに注意すべきである。 |

定義（インプラントの埋入）

インプラントの即時埋入（ITIタイプ1-プロトコールと呼ばれることがある）：
新鮮抜歯窩に、インプラントを埋入する。

インプラントの早期埋入（ITIタイプ2-プロトコール）：
抜歯後4-8週に、インプラントを埋入する。

従来型のインプラントの待時埋入（ITIタイプ3-プロトコール）：
抜歯窩が臨床的に完全に治癒して、ほとんどの部分の組織変化が終了した後に、インプラントを埋入する。抜歯後12-16週。

定義（インプラントの荷重／補綴の構築）

即時荷重：埋入後1週間以内に、インプラントに荷重をかける。

早期荷重：埋入後1-2週間の間に、インプラントに荷重をかける。

従来型／遅延荷重：埋入後2ヶ月以降に、インプラントに荷重をかける。

インプラント治療前後の情報提供とケア

　インプラント治療を計画する時点で、インプラント周囲粘膜炎とインプラント周囲炎のような生物学的合併症のリスクについての情報を、患者に提供すべきである。そして、全身と局所のリスクインディケータを含めた個人のリスク評価をするべきである。修飾可能なリスクファクターについても明示する。それには、残っている歯周病の病因に対する治療や、減煙や禁煙といった喫煙習慣の改善が含まれる。残存する歯周ポケットの治療を行なって、プロービング時の出血をなくしておく。埋入するインプラントの位置や補綴物のデザインについては、定期的な診断としてプロービングなどをする可能性があることを考慮して決めなければならない。補綴物のデザインは、口腔衛生が良好に保たれるよう、衛生的なものであることも重要である。

　インプラント治療後の定期的なサポーティブセラピーの価値について、患者は十分に知らされていなければならない。専門家によるサポーティブセラピーでは、個人の評価に基づきモニターする(3ヶ月、6ヶ月、12ヶ月間隔)。侵襲性歯周炎の治療を以前に受けている患者は、インプラント手術後に歯周炎やインプラント周囲炎が生じるリスクが高いので、フォローアップ間隔を短くすることが特に重要である。フォローアップ時には、インプラント周囲を注意深く検査する。検査項目には、プロービング深さとプロービング時の出血が含まれる。

口腔衛生

インプラントにとって重要

　歯の周りの歯肉と同じような形で、粘膜がアバットメントに付着する。インプラント患者でも、細菌性プラークは歯肉縁に蓄積しやすい。インプラントの周りに歯周炎と同様な変化(インプラント周囲炎)を生じさせないため、注意深い口腔衛生処置が重要である。インプラント治療の後は、常に、口腔衛生に関する情報提供と指導を綿密にする。

　患者自身の歯が残っている顎にインプラントが埋入される場合、つまり、残存歯がある場合、術前の歯周検査を注意深くする必要がある。おそらく、術前の歯周治療が必要な場合もあるだろう。

　新しい研究によると、残存歯の歯周ポケット内にある歯周病原生微生物叢が、後に、インプラント周囲の軟組織のポケットにコロニーを作る(伝染する)可能性が示唆されている。

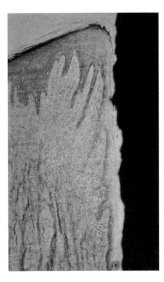

図15：3 長い接合上皮によって、軟組織がインプラント表面に付着している。

インプラント周囲炎 － 議論のある分野

インプラント周囲の組織破壊

　歯科の様々な専門領域では、インプラント周囲炎について異なる見解が存在する。その異なるアプローチは、往々にしてインプラント周囲炎の発症率と、この病態の発症理由についてである。インプラント周囲炎の組織変化の程度について、共通して受け入れられている定義がないため、発症率に関しても大変異なるデータが存在してしまう。様々な研究が異なる基準を使っているのである。例えば、骨喪失の程度やポケット深さの程度である。つまり、ある研究では、インプラント周囲炎の発症率が50％以上だと報告し、他の研究では、それより明らかに低い発症率、約１％ということを報告することもあり得る。研究によって、インプラント体を単位に結果を提示する場合もあり、他の研究では患者個人を単位にしている場合もある。１人の患者が複数のインプラントを持つ場合があるので、インプラント周囲炎の発症率を示す数値は大きく異なってくると考えられる。

　いくつかのシステマティック・レビューとコンセンサスレポートでは、すべてのインプラント患者の20％、すべてのインプラントの10％の幅でインプラント周囲炎が発症していると報告されている。世界中で毎年約1000万本のインプラントが埋入されていると見積もられるので、つまりは毎年約百万本のインプラントがインプラント周囲炎に罹患しているということになろう。正確な数字は全く不明である。

インプラント周囲粘膜炎

　インプラント周囲粘膜炎 — インプラント周囲の軟組織の炎症は、天然歯における臨床的歯肉炎に相当する。プロービング時に、炎症のある軟組織から出血する。この状態は軟組織に限局し、バイオフィルムが除去されれば健康に戻る。

　歯科インプラントと周囲軟組織(粘膜)の間の領域に細菌性バイオフィルムが蓄積すると、炎症反応が起こる。細菌による刺激に、喫煙、糖尿病、余剰セメントなどが加わると、粘膜炎の発症を促進してしまう。インプラント周囲の粘膜炎の発症率は、インプラントを単位とすると40％を超えると報告されている。そのような炎症の典型的徴候は、組織の腫脹と、軽い圧力(25gに相等)でのプロービング時の出血である。歯肉腫脹によってポケットは深くなるが、骨喪失は生じない。プロービング時の出血により、組織が健康であるか、それとも炎症を起こしているかを評価する。炎症が進むと、患者によっては骨まで影響が及び、プロービングやX線写真によって骨喪失が臨床的に認められるようになる。インプラント周囲の骨レベル変化を長期的にモニターするために、X線診を補綴物装着時にすることが勧められている。それによって、最初の骨レベルが確認でき、その先の骨レベルの変化を評価する際の参照像となる。

　インプラント周囲粘膜炎であると以前に診断されていた患者が、定期的なサポーティブセラピーを受けていない場合、粘膜炎からインプラント周囲炎へ進行する可能性を示す患者単位のエビデンスが増えてきている。

インプラント周囲粘膜炎の治療

　インプラント周囲組織の炎症に対する治療は、手動歯ブラシ、電動歯ブラシ、特別な形態のブラシ、フロスでの機械的清掃で構成される。抗菌剤を加えることが勧められる場合もあるが、報告されている効果は、とても限られているか不明であることが多い。治療が成功したという徴候は、弱いプロービングで組織から出血しなくなるということである。どの器具が、臨床現場で受け入れられる最良の標準的治療に繋がるのかを示す比較研究はない。現在の知識に基づくと、患者自身の機械的口腔衛生が、粘膜炎の予防と治療にとって第一選択であると教育するべきである。

　専門家によるプラークコントロールには、個別の口腔衛生指導と、手用インスツルメントや、電気などを動力にする装置による機械的デブライドメントが含まれる。ポリッシングは含む場合と含まない場合がある。他のどれよりも優れた治療結果が報告されている、電気などを動力にする装置はまだない。

インプラント周囲炎

インプラント周囲炎は、粘膜の発赤と腫脹、プロービング時の出血または排膿（化膿）、インプラントに接する深いポケット、インプラントの支持骨の喪失があることと、臨床的に定義される。細菌がインプラント周囲に蓄積すると、組織内の炎症が進行する。炎症が持続すると、骨組織の喪失につながり得る。長期研究により、不良な口腔衛生とインプラント周囲炎の間には、強い関係があると示されている。インプラントの炎症は、天然歯の炎症より、もっと複雑であるとエビデンスで示唆されている。

インプラント周囲炎の病因論は、多因子性で、ある個人は他の人より疾患を進行させやすいと考えられる。局所的なリスクファクターは、インプラントの表面構造、残存歯に歯周炎が残っていること、インプラント周囲組織の深いポケット、クリーニングを到達させるのが困難であること、インプラントと補綴物の間の状態、余剰セメントが取り残されていること、そして荷重であろう。

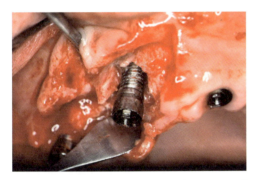

図15：4　骨との結合が広範に喪失した上顎インプラントのインプラント周囲炎。

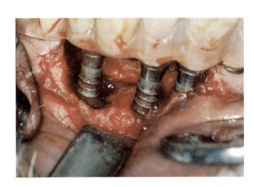

図15：5　下顎のインプラント周囲炎。組織破壊はしばしばインプラント全周に及ぶことに注意。

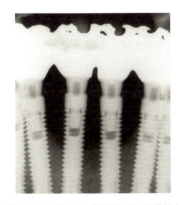

図15：6　インプラント周囲炎による骨喪失を示す下顎前歯部のX線写真。

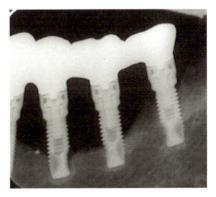

図15：7　X線写真。側方歯の骨喪失を認めるインプラント周囲炎。

しばしば、歯周炎に罹患していること、遺伝的ファクター、喫煙、糖尿病もリスクファクターに挙げられる。サポーティブセラピーに従おうとするその人の動機も、インプラント周囲炎の進行に非常に重要だと認識されている。

多くの科学文献から、インプラント周囲炎の病因論は、とても複雑だといえよう。いくつかの原因因子が、疾患の進行にとって重要である。つまり、この疾患を治癒させたり予防したりするには、ある1つのリスクマーカーを取り除くだけでは不十分なのである。これは、翻ってみると、インプラント周囲炎の治療を成功させるには、疾患に影響を与える様々なファクターに対する治療が必要になるということだろう。

歯周炎との関係

歯周炎とインプラント周囲炎の関係を示唆する研究がある。残存歯のアタッチメントロスの程度が大きければ大きいほど、その患者のインプラント周囲の骨喪失も大きくなりやすいと予想される。

歯周炎患者にはインプラント周囲炎がよく起こる

慢性歯周炎を持つ患者では、歯周炎の既往歴がない患者に比べて、インプラント周囲炎の発症が4-5倍高くなると報告されている。

歯周炎が進行しやすい個人では、インプラント周囲の骨も喪失しやすく、インプラントの喪失のリスクが高くなる。

喫煙は、インプラント周囲の骨喪失の重要なファクターであると言及されている。

インプラント周囲炎の臨床的変化

インプラント周囲炎による組織変化は、無症状であることが多く、定期健診時に発見されることが普通である。歯やインプラントの周りを注意深くプロービングすることが必要で、次のようなチェックをする。

深いポケット、排膿

プロービングでポケットが深いほど、出血や排膿も同時に見られることが多い。それはインプラント周囲に病的な変化が存在していることを示唆する。

インプラント周囲をプロービングする際に共通する臨床的な問題は、到達性が限られていることで、それは補綴物の構造的デザインによることが多い。通常、インプラント周囲炎で生じる組織喪失は、インプラント全周にわたる。よって、現存する変化を見つけるためには、インプラント周囲の1ヵ所をプロービングするだけで十分であろう。

X線

臨床診査から得られた所見に基づき、選択部位のX線診を適応にしてもよい。インプラント周囲炎のX線写真像は、しばしば皿状や丸い聖杯状に見える。

以前から、新生組織の合併症リスクが低いインプラント患者の場合、良い結果かどうかを5年後の予後で解釈することが多かった。このことについて、歯周炎の進行と比較すると興味深い。歯周炎では、歯の萌出後、20-25年経ってから疾患が進行することがほとんどである。

インプラント周囲の組織変化も、何年も経ってから生じる可能性がある。それゆえに、定期管理と生涯にわたるサポーティブセラピーが、非常に重要である。

インプラント周囲炎の治療

インプラント周囲炎の治療方法の開発について、我々は未だに初期段階にいる。つまり、インプラント周囲炎の治療は困難であり、ほとんどの治療が、限られた成功しか示していない。よって、予防処置が特に重要である。

インプラント患者にとって、サポーティブセラピーが、インプラント周囲炎の発症と進行を予防したり、疾患進行の早期診断を可能にしたりするために大変重要であるということには、広くコンセンサスが得られている。一方、インプラント周囲炎を治療するために、特定の方法を選択することに関するエビデンスやコンセンサスがわずかにある。

通常、治療は次の3つの段階に分類される。1）準備期、2）原因療法、3）サポーティブセラピーである。フラップ手術を含む外科治療は、インプラント周囲に深いポケットがあるために、インプラント表面の適切なクリーニングが難しい、または、できない時に適応される。ほとんどの研究で、術中や術後での抗菌薬投与やクロルヘキシジン洗口の利用を報告している。しかしながら、適切なコントロール群を設けている研究や、他の条件は同じ治療プロトコールにして、抗菌薬の有無を比較した研究から得られたデータは、皆無か非常に限られている。インプラントのマクロ構造とミクロ構造の何が、インプラント周囲炎の治療結果に影響するのかは不明である。

入手できるエビデンスからは、他のどの方法よりも明らかに良いといえる特定の治療方法を提唱することはできない。以下の方法は、少なくとも限られた期間ならば、疾患の進行を止め、それ以上の組織破壊を予防するとされている。

準備期
- 口腔衛生指導と禁煙指導
- プラークコントロールが可能な歯科修復物のデザインであるかの評価
- 適切、または必要とみなされるなら、補綴物の除去と調整
  インスツルメントによる非外科的なクリーニング

粘膜骨膜弁
- インプラント表面のクリーニングをするための粘膜骨膜弁
  多くの異なる方法が使用可能である。場合によって、インプラント表面を調整

サポーティブセラピー
- 患者個人の評価をした後、3-6ヶ月毎にフォローアップ
- 口腔衛生指導と機械的感染コントロール

参考文献

Armitage, G.C. Development of a classification system for periodontal diseases and conditions. Ann Periodontol. 1999;4(1):1-6.

Brånemark, P-I., Chien S., Grondahl, H.-G. et al. (red.) The osseointegration book: from calvarium to calcaneus, 2005, s. 1-1200, Quintessence Publishing (Berlin).

Cullinan, M.P., Seymour, G.J. Periodontal disease and systemic illness: will the evidence ever be enough? Periodontol 2000. 2013;62(1):271-286.

Frandsen, E.V.G., Larsen, T., Dahlén, G. Den parodontale infektion. Tandläkartidningen 2004;96(1):58-64.

Habib, G. et al. 2015 ESC Guidelines for the management of infective endocarditis: the task force for the management of infective endocarditis of the European Society of Cardiology (ESC). Eur Heart J. 2015;36(44):3075-3128.

Johannsen, A., Susin, C., Gustafsson, A. Smoking and inflammation: evidence for a synergistic role in chronic disease. Periodontol 2000. 2014;64(1):111-126.

Klinge, B. Munnen - tänder, kropp och själ, 2010, Karolinska Institutet, University Press (Stockholm).

Klinge B. et al., The patient undergoing implant therapy: summary and consensus statements. The 4th EAO consensus conference 2015. Clin Oral Impl Res. 2015; 26 Suppl. 11:64-67.

Lindhe, J., Lang, N.P. (red.) Clinical periodontology and implant dentistry. Vol. 2, Clinical concepts, 6. ed., 2015, s. 1-1480, Wiley-Blackwell (Oxford).

Lockhart, P.B. et al. Periodontal disease and atherosclerotic vascular disease: does the evidence support an independent association?: a scientific statement from the American Heart Association. Circulation. 2012;125(20):2520-2544.

Lund, B. et al. Complex systematic review: perioperative antibiotics in conjunction with dental implant placement. Clin Oral Impl Res. 2015;26 Suppl. 11:1-14.

Läkemedelsverket. Indikationer för antibiotikaprofylax i tandvården - ny rekommendation, 11 feb. 2014, hämtad 8 feb. 2016 från https://lakemedelsverket.se/upload/halso-och-sjukvard/behandlingsrekommendationer/Rev_130422_antibiotikaprofylax_i_tandvarden.pdf.

Läkemedelsverket. Nya rekommendationer för antibiotikabehandling i tandvården, 21 feb. 2014, hämtad 8 feb. 2016 från https://lakemedelsverket.se/Alla-nyheter/NYHETER-2014/Nya-rekommendationer-for-antibiotikabehandling-i-tandvarden/.

Meyle, J., Chapple, I. Molecular aspects of the pathogenesis of periodontitis. Periodontol 2000. 2015;69(1):7-17.

Rydén, L. et al. Periodontitis increases the risk of a first myocardial infarction: a report from the PAROKRANK study. Circulation, 2016, pii: CIRCULATIONAHA.115.020324 [Epub ahead of print].

SBU. Kronisk parodontit – prevention, diagnostik och behandling: en systematisk litteraturöversikt, SBU-rapport 169, 2004, s. 1-397.

SBU. Antibiotikaprofylax vid kirurgiska ingrepp: en systematisk litteraturöversikt, SBU-rapport 200, 2010, s. 1-628.

Socialstyrelsen. Nationella riktlinjer för vuxentandvård, tillgänglig: www.socialstyrelsen.se/tandvardsriktlinjer.

著者紹介

ビョルン・クリンゲ
Björn Klinge

アンダース・グスタフソン
Anders Gustafsson

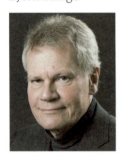
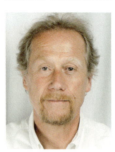

2人ともストックホルムのカロリンスカ研究所歯学部歯周病学科の教授である。

Björn Klinge は、マルメ大学歯学部歯周病学科の教授で、歯周病専門医でもある。

訳者紹介

西 真紀子　にし まきこ

1996年大阪大学歯学部卒業。2000年スウェーデン・マルメ大学留学、日吉歯科診療所勤務を経て、2007年アイルランド・コーク大学で修士号取得。NPO法人「最先端のむし歯・歯周病予防を要求する会」理事長。訳書に『見てわかる！ 歯周病リスク評価と臨床応用』（医歯薬出版／2008／著者 熊谷崇、Roy C. Page）、『本当のPMTC　その意味と価値』（オーラルケア／2009／著者　ペール・アクセルソン）、『スウェーデンのすべての歯科医師・歯科衛生士が学ぶ　トータルカリオロジー』（オーラルケア／2014／著者　ベンクト・オロフ・ハンソン、ダン・エリクソン）、『ウィルキンス　歯科衛生士の臨床　原著第11版』（医歯薬出版／2015／監訳　遠藤圭子・中垣晴男・西真紀子・眞木吉信・松井恭平・山根瞳・若林則幸）がある。『あの人のお口がにおったのはナゼ？　世界一やさしい歯周病の本』（オーラルケア／2013／著者NPO法人「最先端のむし歯・歯周病予防を要求する会」）を監修。

＜謝辞＞

スウェーデン語から日本語への翻訳にあたり、いくつかの専門用語について御教示いただいた加藤雄大先生（当時、イエテボリ大学歯周病科専門医課程に在籍中で、現在は、同課程を修了してヨーロッパ歯周病専門医）に感謝申し上げます。

スウェーデンのすべての歯科医師・歯科衛生士が学ぶ
トータルペリオドントロジー

2017年7月31日　第1刷発行

著者　　Björn Klinge
　　　　Anders Gustafsson

訳者　　西 真紀子

発行人　大竹 喜一

発行所　株式会社オーラルケア
　　　　〒116-0013　東京都荒川区西日暮里2-32-9
　　　　TEL 03-3801-0151
　　　　http://www.oralcare.co.jp

編集　　株式会社オーシープランニング

印刷・製本　株式会社エデュプレス

落丁本・乱丁本はお取り替えします。
禁無断転載・複写